Alexis Tsakas
Der Arzt und der Krieg

Roman

Christian Zuchna

ISBN: 979-8-63-761952-8

WIDMUNG

Meinem langjährigen Freund und Kollegen
Alexander ist dieses Buch gewidmet.
Er hat mich immer wieder mit seinen faszinierenden
Geschichten über den Zweiten Weltkrieg und den damit
verbundenen Leiden und Entbehrungen des
Griechischen Volkes gefesselt.

INHALT

EINE SCHWERE GEBURT

Dumpfe Hufgeräusche rissen Alexis aus dem Schlaf. Er fuhr hoch und war plötzlich hellwach. „Sie sind da!“, blitzte es durch seinen Kopf.

Alexis saß im Bett und fühlte wie sein Pulsschlag durch Hals und Brust jagte. Gerade noch hatte er geträumt, wie Soldaten zu seinem Haus kamen, sah die Barette auf ihren Köpfen, die Gurte mit Munition, die Sturmgewehre im Anschlag. Doch dann hatten die Traumbilder angefangen, sich mit den Geräuschen vor seinem Haus zu vermischen.

„Alexis, hörst du mich?“, flüsterte da draußen einer. Alexis erkannte die Stimme nicht, aber sie klang vertraut. Die Fenster standen weit offen, die Nächte im Juli brachten kaum Abkühlung und der Peloponnes schien sich in einen riesigen Brutkasten zu verwandeln.

Alexis warf das weiße Leintuch, das ihn und seine Frau bedeckte, zur Seite und schlich zum Fenster. Er wollte Zoe nicht wecken. In seinen Unterhosen trat er ans Fenster, stützte seine Arme auf das Fensterbrett und versuchte, mit halb zugekniffenen Augen etwas aus den Umrissen zu erkennen, aber es war zu dunkel. Der Mond war halb und verschwand gerade kläglich am Horizont.

„Wie heißt der Wahnsinnige, der mich aus dem Schlaf reißt?“, fauchte Alexis mit unterdrückter Stimme in die Dunkelheit. „Spyros, ich bin es, Spyros!“, kam es flüsternd und kleinlaut zurück. „Du musst mitkommen, nach Giochalos!“ In der Stimme von Spyros konnte Alexis ein Wimmern erkennen, und er dachte bei sich, dass er wohl wegen eines ernsthaften Problems geweckt worden war. „Ah, *yia sou*, Spyros warte, bin gleich unten bei dir.“

Alexis schlich im Schlafzimmer umher und suchte nach Hemd und Hose. Noch nie war ihm aufgefallen, wie viele Dielen im Boden knarrten. Alexis hechtete in die Hose, traf aber schlecht und verlor das Gleichgewicht. Mit einem dumpfen Geräusch ging der junge Arzt zu Boden. Sein Sturz schickte ein sanftes Zittern durch das Haus. Seine rechte Schulter war wie betäubt, doch mit jeder Sekunde ließ der Schmerz an Intensität nach. „Ist doch erstaunlich, dass ich als Arzt einigermaßen geschickt bin“, dachte er bei sich. Tatsächlich gelang es ihm manchmal, sich selbst Mut zuzusprechen. „Ach was, es wird doch ein guter Tag werden“, urteilte Alexis, als er nach seinen runden, hellbraunen Hornbrillen griff.

Bemerkenswerterweise schliefen Frau und Kinder immer noch, als er die Eingangstür öffnete und barfuß auf die Steinstufen trat, die hinunter zur Küche führten. Die Stufen fühlten sich sandig an, als er zu Spyros hinunterlief, der am Eingang zum Hof stand; ein kleiner Hof, der mit Steinen gepflastert und von einer weißgetünchten Mauer umgeben war.

„Bitte, Alexis, du bist der Doktor. Die Hebamme kommt einfach nicht zurecht!“, fing Spyros an, seine

Geschichte zu erzählen.

„Von wem redest du eigentlich? Willst du mich nicht ein bisschen teilhaben lassen an deinen Gedanken?“, lamentierte Alexis, denn nun wollte er wirklich wissen, wozu um alles in der Welt er aus dem Bett gerissen war.

„Also gut. Eleftheria, die Hebamme, entbindet das fünfte Kind von Sofia Evangelidis, in Giochalos. Sie liegt nun schon zwei Tage in den Wehen. Aber es geht einfach nichts mehr weiter. Sofia ist völlig erschöpft. Stundenlang schläft sie, alle warten, und die Hebamme weiß auch nicht mehr weiter.“

„Kann man die Herztöne des Kindes noch hören?“, wollte Alexis wissen. Doch über so ein Detail konnte Spyros nun wirklich keine Auskunft geben. „Bin ich ein Mediziner?“, fragte Spyros und fuchtelte mit der Hand durch die Luft. „Spyros, begleitest du mich nach Giochalos?“ – „Natürlich, ich muss ja ohnehin wieder zurück. Ich kenne den Weg seit meiner Kindheit, viel besser als du. Es wird erst in einer Stunde hell werden. Bis dahin sind wir schon im anderen Dorf.“ – „Gut, ich packe meine Sachen“, meinte Alexis, als er zur Küche ging.

Die Küche des Hauses war ebenerdig angelegt. Hier hatte Alexis auch einen Holzschrank eingerichtet, in dem sich die wichtigsten medizinischen Utensilien befanden. Alexis griff im Halbdunkeln nach dem Holzstethoskop und warf es in die Satteltasche. Die Geburtszange befand sich noch im leeren Kochtopf, in dem er sie gestern ausgekocht hatte. Einen Sterilisator hatte er sich bis jetzt noch nicht leisten können. Er praktizierte hier erst seit drei Jahren, und die Bevölkerung in den Bergen von Korinth war arm. So hatte er vom ersten Tag an gelernt, mit einfachen Mitteln das Auslangen zu finden. Alexis schnappte die beiden Teile der Geburtszange am Griff und schlug sie in sauberes Leinen ein. Dann wurde das Ganze noch in ein Futteral aus festem Baumwollstoff eingewickelt. Zwei Klemmen packte er zusätzlich ein. Nadeln und Fäden waren bereits in der Tasche. Mit diesen Dingen im Gepäck konnte er sich auf den Weg machen.

Alexis sprang in seine Lederstiefel, verließ die Küche und genoss die angenehme Temperatur im Freien. Mit tiefen Zügen füllte er seine Lungen. Der Himmel über ihm schien mit Sternen überfüllt zu sein, und gleich würde sich die pralle Milchstraße in die Panakastris-Ebene ergießen.

Alexis sattelte seine Stute und stieg auf die Mauer, um sich von dort in den Sattel zu begeben. Er wusste, dass Spyros diese Praxis verhöhnte und als unmännlich empfand. Aber Alexis fand diese Methode einfach recht bequem, obwohl er etwa einen Meter achtzig groß war.

Ein Pferd zu haben war natürlich Luxus. Das muss man sich so vorstellen, als ob in einem Dorf alle ein Blechdach haben, und dann gibt es einen mit einem Ziegeldach. Obwohl natürlich der Vergleich ein bisschen hinkt, wie alle Vergleiche. In Katominio hatten nämlich alle ein Dach aus Ziegeln. Jedenfalls war für Alexis ein Pferd die einzige Möglichkeit, in den Bergen ein bisschen schneller zu sein als ein Bauer auf seinem Esel oder ein Fußgänger.

„Hast du jetzt endlich deinem Pferd etwas Gutes getan, wie ich es dir gesagt habe?“ fragte Spyros, als sie das Dorf verließen, das der Arzt vergötterte. „Hm, ja ja, hat letzte Woche eine Feige eingeheimst“, meinte Alexis und bemühte sich, nicht gleich wieder wegzudösen. „Alexis, du musst eine Beziehung zu deinem Pferd aufbauen! Du kannst dich nicht einfach draufsetzen wie auf ein Motorrad und es am Abend in eine Ecke stellen. Rede ein bisschen mit deiner Stute. Ein bisschen auf den Hals geklopft, und dann sagst du ihr, dass sie für dich wie eine Tochter ist.“ – „Spyros, ich bitte dich“, brummte Alexis, der solche Unterhaltungen nicht ausstehen konnte, „warum sollte ich denn mein Pferd anlügen? Ein Pferd ist ein, ein, na sagen wir, ein Gebrauchsgegenstand.“ Himmel, das war nun aber wirklich das Übelste, was Alexis hatte sagen können. Um seiner Enttäuschung Ausdruck zu verleihen, wandte sich Spyros mit dem Gesicht den nahenden Bergen zu.

Vielleicht aber pflegten sie diese Unterhaltungen nur deswegen zu führen, weil Alexis damals in Athen im Studium eine Krise hatte. Was soll man sagen, die Prüfungen waren schwieriger gewesen als erwartet, und Alexis war ein bisschen unsicher geworden. „Ist Medizin das Richtige für mich?“, hatte er sich gefragt. Zu jener Zeit, es war das Jahr 1936, standen Alexis und Spyros in lebhaftem Briefkontakt. Eigentlich hatte Spyros die Initiative ergriffen und dem Studenten immer wieder Briefe geschickt. Wenn Alexis dann wieder einmal im Dorf war, konnten sie nächtelang im *kaffeneion* unter der Platane sitzen und alle Probleme dieser Welt behandeln. Ihre Freundschaft war erfrischend und ungeschminkt gewesen.

Jedenfalls sah es in dieser Zeit so aus, als werde die Landwirtschaft aufgewertet. General Metaxas schickte sich an, ein mächtiger Mann zu werden. Und Spyros dachte immer wieder, das sei jetzt genau die Gelegenheit, quasi ein Zeichen der Zeit, und Alexis solle doch besser auf Veterinärmedizin umsteigen. Das wäre das Beste für ihre Region. Produktivität steigern und so weiter. Spyros konnte vollkommen emotional werden und entwickelte seine Hirngespinste über den Sieg der Agrarökonomen, die er in einer unglaublich besonnenen Art und Weise darstellen konnte. Alexis saß manchmal nur da und war versucht, sich selbst zu ohrfeigen, um wieder auf den erdigen Boden der Realität zurückzukehren, denn Spyros konnte redegewaltig sein wie Demosthenes. Aber letztlich, so argwöhnte Alexis, werde man sich um die Bauern einen Dreck scheren.

An dieser Diskussion hatte sich damals immer wieder ein kleines Feuer entzündet. Für Alexis war es damals ganz einfach eine Krise. Das ist, wie wenn man bei einer Haltestelle sitzt und ein Bus bleibt stehen. Du steigst aber nicht ein, weil du dich nicht entscheiden kannst. Verschiedene Busse halten, die Zeit verrinnt. Aber irgendwann hast du wieder den Mut, entscheidest dich für eine Linie. Du steigst ein und es geht wieder weiter. Nach ein paar Monaten war Alexis wieder auf klarem Kurs.

Aber Spyros schien gekränkt zu sein, spielte ein wenig den Beleidigten, weil Alexis seinen Rat nicht angenommen hatte. Damals hatte ihre Freundschaft einen nicht unbedeutenden Knick erhalten. Sie sahen sich zwar immer noch oft und gerne, aber es war nicht mehr dasselbe wie zuvor. So eine Kerbe in einer

Freundschaft kann nur der verstehen, der etwas Ähnliches selbst erlebt hat.

Als sie gerade das Dorf verließen, war Alexis dabei, in seinem Sattel eine möglichst bequeme Haltung zu finden. Aber diese unbequemen Erinnerungen taten anscheinend das Ihre, und so wetzte der junge Arzt auf seiner Stute hin und her und konnte seine eigene Unzufriedenheit über das längst Vergangene nicht so recht begreifen.

Gleich hinter dem Dorf hatte Spyros den steilen Pfad eingeschlagen, der unmittelbar an der Pitsouli-Höhle vorbeiführte. Früher hatten sich hier Partisanen eingenistet, aber inzwischen war die Höhle leer. Oder, besser gesagt, nicht ganz leer, denn der Gestank an den Felsen war erbärmlich. Die Nähe zu Katominio war für die Dorfbewohner immer eine unterschwellige Bedrohung gewesen. Die Höhle war schließlich nur eine Viertelstunde entfernt. Innerhalb des letzten Jahres war es zum Alltag geworden, dass die Menschen weitgehend der Willkür dieser Männer ausgesetzt waren. Niemand hatte Lust darauf, sein Leben aufs Spiel zu setzen, nur um vielleicht eine Ziege behalten zu können. Nur der alte Santios hatte einmal mit einem jungen Rebellen einen Disput geführt. Der Kerl war vielleicht gerade mal achtzehn Jahre alt gewesen und wollte nicht lockerlassen, bevor er nicht zwei Korbflaschen Wein hatte. „Ich werde dir deinen dreckigen Hintern versohlen, du elender...“, aber weiter kam der alte Mann nicht mehr, der seinen knorrigen Stock schwang, denn der schwarzhaarige Junge, den niemand kannte, hatte bereits sein Messer gezückt und dem guten Santios das Hemd aufgeschlitzt. Das hatte gereicht um den

Alten einzuschüchtern, und mit sichtlicher Genugtuung schwang er sich auf sein Pferd und ritt, den beladenen Esel im Schlepptau, davon.

Von Zeit zu Zeit, wenn einige der Partisanen im *kaffeneion* saßen und mit den älteren Leuten schwatzten, ertappte man sich dabei, wie man nur allzu gern die Situation verharmloste. Erst im Mai war es dann wirklich zur Tragödie gekommen.

Zwei raue Burschen aus den Bergen hatten es sich im Schatten der großen Platane bequem gemacht. Es war etwa elf Uhr am Vormittag, aber den Männern rann trotzdem der Schweiß über die Stirn. Sie hatten gerade ihren zweiten Kaffee bestellt, als sich ein deutscher Kübelwagen den Weg über die staubige Straße herauf bahnte. Zwei Soldaten mit Baretten saßen im Wagen. Genau in der Kurve vor dem Dorfplatz erkannten sie plötzlich die kaffeeschlürfenden Rebellen mit ihren monströsen Maschinengewehren. Den Deutschen am Steuer durchfuhr ein höllischer Schreck. Er verriss das Steuer und mit einem Kracher landete das Gefährt im Graben. Nach einer kurzen Stille hörte man aus dem Fahrzeug Stöhnen und Ächzen, während sich die Staubwolke langsam legte. Nun erkannten auch die Rebellen ihre Chance und begannen hektisch ihre Gewehre zusammen zu setzen. Nach wenigen Sekunden hagelten bereits hunderte Kugeln auf den Wagen ein und durchsiebten das Gefährt regelrecht. Die beiden Soldaten hatten ganz gewiss ihr Leben ausgehaucht. Erst als die Schüsse von den nahen Felsen zurückhallten, konnte man die Schreie von Frauen und Kindern des Dorfes hören. Mit einer Schießerei hatte niemand gerechnet. Die zwei

Partisanen schlichen zum Straßengraben und wussten nicht recht, ob sie auf ihre Tat stolz sein sollten. Der eine hatte ein Gewehr gezückt, als sie den Geländewagen inspizierten. „Rühren sich nicht mehr“, meinte der Jüngere und versuchte, seine Erregung zu überspielen. Der Ältere von beiden begann hämisch zu grinsen. „Schau dir das an – er hat sich in die Hosen gepisst!“ Die beiden packten kurzerhand ihr kleines Arsenal an Gewehren wieder auf die Pferde und hatten nun auch noch zwei weitere Waffen als Beute gemacht. „Ein MG 34 – fast noch neu“, meinte der eine mit Entzücken, als er die blutverschmierte Hand des Soldaten wegschob und das Gewehr aus dem Wrack zog.

„Du Idiot! Warum hast du den Wagen zerschossen? Jetzt hätten wir auch noch einen fahrbaren Untersatz gehabt.“

„Selber Idiot“, entgegnete der Haudegen, der bereits seit zwei Jahren ein und dasselbe raue Hemd mit zwei großen Brusttaschen trug.

„Was willst du mit einem Volkswagen auf einem kleinen Bergweg? Erklär´ mir das doch bitte!“

Zankend und doch sichtbar beeindruckt von ihrem unverhofften Glückstreffer machten sich die beiden wieder auf den Weg in ihre Einöde. Zurück ließen sie ein aufgeregtes Dorf, das nun unversehens zwei tote Soldaten in ihrer Mitte wusste.

Dies hätte wohl das Ende des Dorfes sein können. Katominio würde von den Deutschen heimgesucht und ausgerottet werden. Das war klar.

Mit Gnade war hier nicht zu rechnen. Bereits auf Kreta war es immer wieder zu Vergeltungsschlägen gekommen. Es war fast jedes Mal das gleiche Muster: Partisanen griffen Deutsche an. Zwei oder drei Deutsche starben. Andere Deutsche kamen und rotteten das Dorf aus, das in der Gegend lag, wo die Leichen gefunden wurden. Nein, in dieser Welt gab es keinen Frieden. Und keine Gerechtigkeit. Es musste etwas geschehen. Und zwar bald. Die Soldaten würden schnell vermisst werden. Funksprüche wurden regelmäßig abgesetzt. Was tun?

Die Menschen aus dem Dorf suchten den alten Takis Kardaras. Wer, wenn nicht er, konnte jetzt eine Idee haben, die dem Dorf noch einmal den Hals aus der Schlinge ziehen könnte. Vielleicht würde dem schnauzbärtigen Alten eine List einfallen. Schon oft hatte er durch seine gerissenen Ideen für Erstaunen gesorgt.

„Wir müssen sie bestatten – in allen Ehren bestatten – das ist ganz klar!“, meinte der Alte ohne lange nachzudenken. Takis Kardaras saß barfuß in der Kühle seines kleinen Steinhauses, starrte ins Leere und zog seine gespitzten Lippen zur Nase hoch. Ein untrügliches Zeichen, dass er sich einem Problem völlig zugewandt hatte. „Und wir brauchen Kerzen, bringt uns jede Menge Kerzen“, sagte er leise zu den Dorfältesten. Sein Gesicht war durch die Jahrzehnte zerfurcht, aber seine dunkelbraunen Augen blitzten auf. Er sah die ergreifende Szenerie bereits vor sich, das ganze Dorf musste nun einmütig zusammenhelfen, um sich zu retten.

Innerhalb von zwei Stunden hatten es die

Dorfbewohner geschafft, die beiden Deutschen in die winzig kleine Kapelle von Katominio zu schaffen, sie aufzubahren und nach allen zur Verfügung stehenden Mitteln festlich zu schmücken. Die Leichen waren auf Reis gebettet, die Uniformen von zwei kundigen Frauen geflickt geworden, um die größten Einschusslöcher zu verschließen. Und in Bauchhöhe, da wo Projektile die Uniformjacken in eine undefinierbare Masse aus Fleisch und Stoff verwandelt hatten, waren die Leichen bereits in weißes Leinen geschlungen, das man noch eilends drapiert hatte. Unzählige bleistiftdünne Honigkerzen erhellten den kleinen Raum und schienen jeglichen Sauerstoff zu verbrauchen. Zumindest fünfzig Dorfbewohner hatte man ausgewählt, um als Trauergemeinde zu fungieren. Zudem standen vier Klageweiber bereit, um bei Eintreffen der Deutschen in ein durchdringendes Kreischen zu verfallen. So weit, so gut.

Tatsächlich traf sechs Stunden nach dem Gemetzel ein Oberleutnant mit zwei blutjungen Offizieren im Dorf ein. Natürlich waren sie auf der Suche nach dem abgängigen Kübelwagen. Von merklicher Unruhe getrieben sahen sie sich im Dorf um und bemerkten alsbald, dass sich das dörfliche Interesse auf die Kapelle konzentrierte. Der Oberleutnant mit den schwarzen Lederstiefeln und der Offiziersmütze wagte den ersten Schritt in den von Weihrauch geschwängerten Kirchenraum. Er bekam so riesige Augen, als stünde er als kleiner Junge vor dem Weihnachtsbaum. Ein trauerndes griechisches Dorf war wohl das Letzte, mit dem er gerechnet hatte. Alle gingen mit Empathie in ihrer

Rolle auf, die Klageweiber raunten, die Rosenkränze glitten durch emsige Hände und der Pope, Anastasios, hatte sich auch eingefunden und schwang unablässig das Räucherfass. Der Weihrauch war mit diversen Kräutern gestreckt worden. Gelegentlich schielte er etwas unsicher zu den Dorfältesten, bekam aber per Kopfnicken bestätigt, dass alles zu ihrer Zufriedenheit verlief.

Schließlich zwängte sich der Oberleutnant in die kleine Kapelle und wurde bald von seinen Gefühlen überwältigt. In all den Jahren des Krieges hatte er niemals erlebt, wie gefallenen Soldaten so viel Aufmerksamkeit zuteil wurde.

Nachdem er in den folgenden zehn Minuten einige Male mit seinem Taschentuch durch sein wirres Gesicht gefahren war, nahm er schließlich Kontakt mit dem Popen auf. Er besprach die Herausgabe der Leichen. Später erfuhr man, dass die beiden in die deutsche Heimat zurückgeführt worden waren. Das Dorf war in der Tat einer Racheaktion entgangen.

„Alexis, schläfst du mit offenen Augen?“ Spyros musterte mit gerunzelter Stirn seinen Freund, um ihn sogleich gefällig anzulächeln. Er kannte Alexis als herzensguten Menschen, der gerne und oft auf Dinge verzichtete, um seinen Grundsätzen treu zu bleiben.

„Ich war gerade... ich wollte nur... ich war“, stammelte er. Tatsächlich war er mit seinen Gedanken weit weggetaucht und es flimmerte vor seinen Augen. „Äh, Giochalos ... Geburt ... Eleftheria“, purzelte es aus Alexis hervor. Mit diesen gestotterten Worten versuchte er zu beweisen, dass er sehr wohl den

Zweck ihrer Mission kannte. Die knisternden Geräusche von trockenem Gras unter den Pferdehufen waren abrupt abgerissen, die kleine Karawane war direkt vor dem Haus der Evangelidis zum Stillstand gekommen.

Was Alexis irritierte waren nicht die gänzlich in Schwarz gekleideten Tanten von Sofia, die aus der Stakis-Familie stammten. Es waren auch nicht die kläffenden Köter, die gerade die Nachbarschaft erinnerten, dass es längst Zeit war aufzustehen. Nein, was Alexis irritierte, war einzig und allein die Tatsache, dass er von Sofia in ihren Wehen noch keinen einzigen Mucks gehört hatte.

Als er das Haus betrat, nickte er kurz Michalis zu. Zu seinem Erstaunen warf ihm der einen finsteren Blick zu. Alexis versuchte, eine Erklärung für diesen grimmigen Ausdruck zu finden, und gewann den Eindruck, dass Michalis sich bereits Sorgen um seine Frau machte, aufgrund der Länge der Geburt. Er wurde in den Schlafraum im Erdgeschoss des Hauses geführt. Sofia kauerte in Schweiß gebadet und völlig kraftlos an das Ehebett gelehnt auf dem Steinboden. Daneben saß Eleftheria Petridis, die Hebamme, im Schneidersitz und atmete tief durch, als sie Alexis sah. Sie machte keinen Hehl daraus, dass sie sich über sein Eintreffen freute. Alexis Tsakas war zwar kein Gynäkologe, hatte sich aber in seiner Tätigkeit als Landarzt bereits viel Erfahrung in der Geburtshilfe angeeignet.

Sofias Nachthemd aus Baumwolle klebte an ihrem Körper, und die Luft im Zimmer schien in den letzten vierundzwanzig Stunden nicht ausgewechselt worden zu sein. Das lag zum einen an den vielen kleinen Kerzen, die für die Muttergottes angezündet worden waren, um ihren Segen zu erflehen. Zum anderen an der verbreiteten Ansicht, dass es sich auf den Verlauf einer Geburt negativ auswirke, wenn ein Luftzug durch das Haus zieht. Alexis Tsakas hatte schon mehrmals versucht, die Hebamme für eine fundiertere Ansicht zu gewinnen, was Frischluft betraf. Sauerstoff seien für Mutter und Kind gleichermaßen wichtig und für den Geburtsverlauf entscheidender als verschrobene und abergläubische Ideen. Aber so leicht dürfte es wohl nicht sein, hier Fortschritte zu machen.

„Wann haben die Wehen angefangen?“ wandte sich Alexis an die Hebamme, als er das seitliche Fenster einen Spalt weit öffnete.

„Sonntag, um zehn Uhr etwa“, meinte Eleftheria, die zwar keine eigene Uhr besaß, es aber gewohnt war, sämtliche Hinweise zu erkunden und den Geburtsverlauf peinlich genau in ihrem Notizbuch aufzuzeichnen.

„Und wie weit ist der Muttermund offen?“

„Bereits seit gestern Abend ganz offen, darum haben wir dich ja rufen lassen“, beklagte Eleftheria und winkte mit ihren leeren Händen, um ihre Hilflosigkeit zu unterstreichen.

Nun gab es keinen Zweifel mehr, das Kind steckte im Geburtskanal fest. Gerade bei der fünften Geburt sollte es längst geboren sein.

Alexis inspizierte den Bauch von Sofia, der nicht

besonders groß war. Bei der derzeitigen kärglichen Ernährung verwunderte das auch nicht. Nein, an der Größe des Kindes spießt es sich nicht, dachte Alexis. Nachdem die Haare des Kindes schon seit einigen Stunden zu sehen waren, hatte er schon einen Verdacht, warum die Geburt zum Stillstand gekommen war.

„Die Herztöne sind gut?" Die Hebamme nickte Alexis zu. Eleftheria reichte Alexis eine kleine Schüssel mit Seifenwasser. In den Kriegsjahren war es nicht mehr möglich gewesen, Chlorwasser herzustellen, da es selbst an Chlor mangelte. Jetzt erst fielen ihm die schwarzen Striemen in seinen Handflächen auf, die von den Zügeln herrührten. Während er seine Hände wusch, erinnerte sich Alexis an die blitzblanken Waschbecken mit den glänzenden Messinghähnen an der Universität in Athen. Jetzt war er wohl in einer anderen Ecke Griechenlands gelandet, aber es war seine Heimat und er schätzte es, mit seinem Beruf den Menschen aus seiner Gegend dienen zu können.

„Ich werde dich jetzt vorsichtig untersuchen", bereitete er Sofia Evangelidis vor. An vielen Kliniken hatte Alexis beobachtet, dass Frauen untersucht wurden, ohne davor auch nur ein Wort zu wechseln. Dieses Vorgehen hatte ihn angewidert, er versuchte seinen Patienten immer mit dem nötigen Respekt zu begegnen.

Alexis tastete mit Zeigefinger und Mittelfinger und versuchte sich zu orientieren. Nun musste er sorgfältig abschätzen, wie tief das Köpfchen des Kindes in das Becken eingetreten war, um sich nicht in ein waghalsiges Manöver zu bugsieren. Unangebrachter Optimismus konnte schwerwiegende Folgen für das Kind haben. Mit seinen Fingerspitzen konnte er die behaarte Kopfhaut des Ungeborenen tasten, die sich rau anfühlte. Er erkannte auch eine deutliche Geschwulst direkt unter der Kopfhaut, die bestätigte, dass schon allzu viel Zeit verstrichen war. Ganz tief und nach hinten gewandt fand er schließlich die kleine Fontanelle des Köpfchens - eine kleine Vertiefung am Scheitel, die beim Zusammentreffen der verschiedenen Schädelknochen entsteht. Tatsächlich, das Gesicht des Kindes blickte nach oben, zum Bauch der Mutter, und hatte zum Stillstand der Geburt geführt.

„Was willst du denn gerne haben, einen Jungen oder ein Mädchen?“ strahlte Alexis die werdende Mutter an und versuchte, die Situation ein wenig zu entspannen.

„Wenn´s nur gesund wird!“ meinte Sofia und wandte sich schon wieder der nächsten Wehe zu, indem sie ihre Augen schloss und mit halboffenem Mund tief aus- und einatmete.

„Sie hat ein paar Stunden geschlafen, jetzt kommen die Kräfte und auch die Wehen wieder zurück“, verriet die Hebamme. Zum Glück machte die Patientin einen gesunden Eindruck. Alexis staunte über ihre roten Backen, die ihr ein jugendliches Aussehen verliehen und ihn an längst vergangene Zeiten erinnerten, als sie beide, Alexis und Sofia, fünfzehn Jahre alt waren, und er sie nachts auf dem Dorfplatz geküsst hatte - es war schon halb zwei - und sich entfernte, heimwärts schwebend, einige

Zentimeter über dem Boden. Irgendwer musste es spitzgekriegt haben, denn am nächsten Tag kassierte er eine kräftige Ohrfeige von Costas Safidis, ihrem Vater, als er nichtsahnend über eben jenen Dorfplatz marschierte.

„Der Kopf ist verkehrt rotiert“, wandte sich Alexis an die Hebamme, „ich werde eine Zangengeburt machen.“

„Was?“, wandte Sofia entsetzt ein, als sie den Wortwechsel mitgehört hatte, „ein verkehrt rotierter Kopf? Heißt das, ich bekomme ein Kind, das mit seinem Kopf nach hinten schaut?“

„Aber nein, Sofia“, beruhigte der Arzt, „mit deinem Kind ist alles in Ordnung. Ich meinte nur dass das Gesicht deines Kindes nach oben schaut, also zu deinem Bauch hin. Deswegen musst du dich heute so sehr anstrengen.“

„Ich verstehe überhaupt nichts mehr“, ließ sich Sofia entnervt ins Bett zurückfallen.

Als Alexis seine Instrumente auspackte, riss Sofia die Augen weit auf. „Du willst doch wohl nicht mein Kind mit diesem Eisending herausziehen?“

„Wenn wir jetzt noch weiter zuwarten, kann es noch einen halben Tag dauern. Es ist besser, wenn wir mit der Zange nachhelfen. Das Gesicht schaut nach oben, man nennt das Sternengucker. Man kann schon normal entbinden, nur geht der Kopf des Kindes nicht so leicht durch dein Becken“, erklärte Alexis.

„Musst du etwa einen Schnitt machen?“, fragte Sofia mit aufgerissenen Augen.

Alexis dachte kurze Zeit an die Frage nach einem Kaiserschnitt, aber dann fiel ihm ein, dass Sofia wahrscheinlich an den Dammschnitt gedacht hatte. War so ein Eingriff in den normalen Geburtsablauf für ihn als Mediziner eine kleine Sache, so erstaunte es ihn doch, dass dieser Gedanke der werdenden Mutter einen solchen Schrecken eingejagt hatte.

„Nein, ich denke nicht, dass wir einen Dammschnitt brauchen“, beruhigte er Sofia. „Du hast ja schon einige Kinder geboren, das Gewebe wird sicher nachgeben und das Kindlein passieren lassen.“

„Wenn´s nur bald vorbei ist“, erklärte sich Sofia einverstanden, während sie sich mit Hilfe der Hebamme auf das Bett zurückgleiten ließ.

Ruhig und konzentriert machte sich Alexis an die Arbeit. Als er jedoch die beiden Löffel der Zange anlegte und wusste, dass das Leben des Kindes auf dem Spiel stand, dass es auch keine andere Möglichkeit geben würde, das Kind zur Welt zu bringen, da merkte er ein feines Zittern in seinen Händen und versuchte, es zu unterdrücken. Glücklicherweise musste er beim Anblick des glänzenden Metalls unweigerlich an Mikis Koukos denken. In der Zeit seiner Ausbildung hatte der lispelnde Professor den Studenten immer wieder die Handhabung der Zange eingebläut. „Wenn Sie die Sange anlegen, immer die linke Sange in die linke Hand, und die rechte Sange in die rechte Hand.“ Komisch, sie hatten sich immer über dieses dämliche

Sprüchlein mokiert, aber in der momentanen Situation half es ihm wirklich, den Faden nicht zu verlieren. Alexis bemühte sich, die gebogenen Löffel mit einer gleitenden Bewegung an den Schläfen des Kindes zu platzieren. Die beiden Griffe der Zangenlöffel zeigten wild nach verschiedenen Richtungen und boten ein bizarres Bild. Nun galt es, die beiden Löffel an der dafür vorgesehenen Stelle zum Überkreuzen zu bringen. Alles musste leicht und geschmeidig von statten gehen. Mit einem Kraftakt war hier kein Gewinn zu machen. Alexis spürte, wie der linke Löffel unter leichtem Druck ein wenig nachgab und nun beide Griffe ganz horizontal standen. Alsbald berührten sich die beiden Löffel aus verchromtem Metall, und auch die Hebamme nickte zufrieden in Richtung Alexis, als sie das metallisch-klingende Geräusch vernahm. Ähnlich wie bei einer Schere kreuzten sich nun die beiden Löffel der Geburtszange und die schmalste Stelle des einen Löffels glitt in die Vertiefung des anderen Löffels. Damit hatte der junge Arzt schon fast die Garantie, dass die Löffel auch ihren rechten Platz seitlich des Köpfchens gefunden hatten. Die Vorzeichen standen gut. Das Manöver musste gelingen.

Alexis griff von unten an die Zangengriffe heran und hatte nun beide Griffe in seiner Handfläche liegen. Versiert hakte er den rechten Zeige- und Mittelfinger bei den Höckern der Griffe ein. Gleichzeitig drückte er sanft mit seinem Daumenballen gegen Ringfinger und kleinen Finger und umschloss so beide Griffe mit einer Hand. Jetzt konnte er sich eine gute Position suchen, um im richtigen Moment den Zug auf das Köpfchen auszuüben.

Alexis erinnerte sich daran, dass den Studenten immer wieder gesagt wurde, dass man in der Geburtshilfe natürlicherweise angespannt ist, man aber gleichzeitig auch entspannt sein muss. Er erinnerte sich an den erfahrenen jüdischen Arzt in Thessaloniki, der ihm bei seinem ersten Praktikum so viele, wertvolle Ratschläge gegeben hatte. Seine Zeit im dortigen Baron-Hirsch-Krankenhaus würde er allein aus Dankbarkeit nie wieder vergessen, auch wenn es ihn etwas ärgerte, dass er den Namen des Arztes aus unerfindlichen Gründen nicht mehr wusste. Das Krankenhaus gab es in der Zwischenzeit nicht mehr, zumindest musste es seinen Namen wechseln, denn die einmarschierenden Truppen hatten sich das Krankenhaus einfach unter den Nagel gerissen.

Er wusste, dass er die Griffe in seiner rechten Hand so schnell nicht wieder loslassen würde, gleichzeitig schweifte sein Blick um sich herum, denn es würde hilfreich sein, sich irgendwo abstützen zu können. Das Ehebett der Familie Evangelidis war erstaunlich weich. Als Alexis prüfend im Bett sitzend wippte, fiel ihm unweigerlich ein, dass vermutlich das Ungeborene in diesem Bett gezeugt worden war. Fast wäre er diesen Flausen nachgehangen und hätte diese Vorstellungen noch ein wenig ausgeschmückt. Nachdem ihm solche Gedanken aber unpassend erschienen, weil ihn das Eheleben seiner Patientin nun wirklich nichts anging, versuchte er sich wieder auf seinen medizinischen Beruf zu konzentrieren.

In Athen hatte er einmal auf der Straße mit einem

Studenten über die Bedeutung der Gedanken gesprochen. Seitdem war ihm diese Begegnung nie wieder aus dem Sinn gegangen. Sie hatten damals über den Himmel geredet und über das Leben nach dem Tod - ein Thema, das Alexis immer schon fasziniert hatte.

Im Studium war er früh mit Leichen konfrontiert worden. Als Studenten hatten sie die Aufgabe zu sezieren – quasi von der Haut beginnend die Leichenteile schichtweise zu zerlegen, um Gefäße und Nerven und Sehnen freizulegen. Da forderten ihn diese Fragen nach dem „Danach“ nur noch mehr heraus. Und genau zu diesem Zeitpunkt hatte dieser Student, der einiges über die biblischen Schriften wusste, ihn darauf hingewiesen, dass es Gott nicht egal ist, welche Gedanken wir haben. Irgendetwas von Bergpredigt und Jesus und seinen Jüngern hatte der bärtige Rothaarige aus Kreta damals argumentiert. Das hatte Alexis damals sehr beschäftigt, denn er selbst hatte davor schon so viele Male über sein Gedankenleben nachgedacht. Dieses Gespräch war für ihn zwar keine Lösung, aber zumindest eine Antwort gewesen. Sein Wunsch war, mehr über diese Frage zu erkennen. Wenn er seine Gedanken beherrschen würde, dann müsste das doch auch Auswirkungen auf das ganze Leben haben. Aber vielleicht war es auch aussichtslos. Oft hatte er frustriert erkennen müssen, dass seine Gedanken sich wie ein verrückter Hund verhielten.

Alexis saß auf dem Bett und wartete auf die nächste Wehe. Als er so dasaß und wartete, in der rechten Hand die Griffe des Forzeps und mit der linken Hand am Bettende nach Halt suchend, da spürte er das Kitzeln einer Schweißperle unter seinem Hemd, die an seiner Brust abwärts über den Bauch lief. Obwohl es erst sieben Uhr morgens war, blinzelte doch schon die Sonne durch die halb geschlossenen Jalousien. Es dürfte wieder einmal ein heißer Sommertag werden. So wie die vergangenen sieben Wochen auch.

Seine Gedanken kreisten wirr durch seinen Kopf. Wie lange würde es wohl noch dauern? Die Hebamme blickte verloren zum Fenster und schien mit ihren Gedanken ganz woanders zu sein. Vielleicht war sie aber auch einfach müde. Alexis schätzte es nicht sehr, auf die Unterstützung von Eleftheria zu verzichten. Auch wenn er als Arzt jetzt die Verantwortung hatte, so war er doch auf die Hilfe der Hebamme angewiesen. Vielleicht sollte er jetzt beten?

„Oh Gott, beschütze das Leben dieses Kindes. Und auch das der Mutter. Schenke doch Gelingen für unser Tun. Amen." Alexis betete leise, nur seine Lippen hatten sich ein wenig bewegt. Er dachte sich, dass es vielleicht nicht gerade beruhigend für die Schwangere wäre, wenn er den Allmächtigen um Hilfe bäte. Alexis holte noch ein paar Mal tief Luft und fühlte sich gut.

Aufmerksam beobachtete er den Bauch der Schwangeren und auch ihren Gesichtsausdruck, Sofia lag mit geschlossenen Augen da. Sein Blick fiel auf die weiße Haut des Bauches. Da entdeckte er links in der Mitte des Bauches, wie sich das Kind bewegte. Deutlich war die Bewegung durch die Gebärmutterwand und durch die Haut sichtbar. Ein gutes Zeichen! Er wusste, wenn das Ungeborene sich bewegte, dann musste es auch gut mit Sauerstoff versorgt sein. Plötzlich strömte ein Gefühl der Ruhe durch Körper und Geist von Alexis. Ähnlich wie eine Schwere breitete sich die Ruhe in ihm aus, und Alexis schöpfte Mut. Bereits vier Mal hatte er so eine Zangengeburt erfolgreich durchgeführt. Aber er hatte auch nicht vergessen, dass ein kleines Mädchen nur mehr tot geboren worden war. Wie eng doch Leben und Tod beieinander liegen können, dachte er.

Als ihre Atmung wieder schwerer wurde, wusste Alexis, dass nun der richtige Zeitpunkt da war, um mit der Geburtszange das Kind zu holen. Durch die Hebelwirkung an der Zange musste er behutsam sein und vor allem darauf Acht geben, damit der Druck auf das kindliche Köpfchen nicht zu stark würde. Als das Köpfchen nach unten drückte, begann Alexis mit Bedacht, Zug auf die Zange auszuüben. Das hier war keine Übungssituation, das war das echte Leben. Und es gab keine andere Möglichkeit, er konnte hier auch keinen erfahrenen Kollegen rufen, wie damals in der Klinik. Mehr und mehr sah er, wie die schwarzen Haare des Kindes auftauchten. Die Käseschmiere des Körpers war auch in den Haaren zu sehen. Plötzlich sah man an einer Stelle, wie dunkelrotes Blut zu fließen begann. Es zeigte Alexis an, dass ein kleiner Riss entstanden sein musste, und er verringerte instinktiv den Zug. Er musste dem Gewebe mehr Zeit geben, um sich zu dehnen. Immer mehr vom Kopf des Kindes wurde sichtbar, und Alexis‘ Augen wurden immer größer. Eigentlich hätte er sich erwartet, dass ein enormer Zug notwendig sein würde, aber hier war wirklich nur ein kleines Quäntchen Kraft notwendig, um das Kind ins Leben zu holen. Als vorne in der Mitte der Nasenrücken des Kindes sichtbar wurde, fühlte sich Alexis bestätigt, dass das Köpfchen sich nicht richtig rotiert hatte. Schon bald lag die Nase des Kindes frei, und Schleim und Fruchtwasser vermischten sich mit dem dunklen Blut, das zu sehen war. Aber Alexis wusste, dass die Blutung keine Bedrohung darstellen würde und dass kleine Risse wohl leicht zu nähen seien. Nur einen Augenblick später kam der Mund des kleinen Wesens zum Vorschein und verzog sich zu einer entzückenden Grimasse - ein untrügliches Zeichen dafür, dass sich das Kind in einem guten Zustand befand.

Der darauffolgende Hals des Kindes schien immer länger zu werden. Alsbald erschien auch der Brustkorb des Neugeborenen und glänzte durch das Fruchtwasser, nur leichte blutige Schlieren waren am Körper zu sehen. Mit einem Schwall Fruchtwasser und einem satten Plumps landete das kleine Wesen zu den Füßen der Mutter. Die Hebamme tat das ihre und streifte die Nabelschnur über den Kopf, weil sie zwei Mal um den Hals gewickelt war.

„Das Baby ist ja ganz blau!“, war Sofia plötzlich zu hören. Sie hatte sich, gleich als das Baby kam, in ihrem Bett aufgerichtet.

„Ja, das ist ganz normal“, wandte die Hebamme beruhigend ein. „In ein paar Minuten ist es ganz rosig, schau her, es atmet schon alleine!“ Und schon lag das Neugeborene auf dem Bauch der Mutter. Zufrieden vernahmen alle Anwesenden die zarte Stimme des Babys.

„Gesund und munter ist es“, begann Alexis zu schluchzen. Sein ganzer Körper schien zu beben. Die Anspannung begann zu weichen, und sein Gesicht war auf einmal bedeckt mit Schweiß und Tränen. Die ganze Situation mit Sofia, die er noch dazu seit seiner Kindheit kannte, war ihm näher gegangen, als er es zugegeben hätte.

„Was haben wir denn?“, wollte er nun wissen, und wischte sich mit dem Ärmel über das Gesicht.

„Es ist ein Mädchen“, stellte Eleftheria fest.

„Das vierte Mädchen“, warf Sofia ein und gab Geräusche von sich, von denen man nicht so recht wusste, ob es nun ein Lachen oder ein Weinen war. Jedenfalls war die Erleichterung in ihrer Stimme deutlich spürbar. „Wir müssen uns noch einen Namen überlegen.“

„Naja, in einem Jahr wird euch schon was einfallen. Macht euch nur in Ruhe Gedanken!“, meinte Alexis, und packte die Kleine gleich in ein Handtuch ein, indem er darauf achtete, dass auch der Kopf vom Tuch bedeckt war. Er wusste, dass selbst bei sommerlichen Temperaturen ein Neugeborenes schnell auskühlen konnte.

„Ihr müsst noch zum Frühstück bleiben“, stellte Sofia bestimmt fest, ihre Lebensgeister schienen zurück zu kehren. Immer war sie um andere bemüht, selbst jetzt wenige Minuten nach ihrer Entbindung.

„Zuerst wird noch genäht“, mahnte Alexis ein. Geschickt machte er sich an die Arbeit, packte Nadelhalter und Pinzette aus der Tasche und überlegte kurz, ob er die gebogene oder die flache Nadel nehmen sollte. Zum Glück hatte er immer genug Katgut zur Verfügung. Er wusste, dass viele Ärzte am Peloponnes nicht einmal das Nötigste zur Verfügung stehen hatten. Einerseits war Schafdarm ja überall ausreichend vorhanden, aber die Herstellung des Nahtmaterials, das sich von selbst im Gewebe auflöste, war trotzdem eine Prozedur die einige Fachkenntnis erforderte. Wichtig war es für einen Arzt, nicht nur die nötigen Fachkenntnisse mitzubringen. Nein, im Weltkrieg zeigte sich, dass auch gute Kontakte zu den verschiedenen Herstellern und Betrieben über Erfolg und Misserfolg entscheiden konnten. Ohne die notwendigen Utensilien blieben medizinische Kenntnisse reine Theorie.

„Welche Nahtmethode verwendest du?“, wollte Eleftheria wissen.

„Die Hantelmethode, wenn du es so genau wissen willst“, spöttelte Alexis nicht ohne Vergnügen.

Die Hebamme runzelte die Stirn und zerbrach sich den Kopf, was dies nun bedeuten sollte.

„Na, ich fange mit einer Einzelknopfnaht an, und dann ziehe ich ein bisschen an und schaue, wo es weiter geht. So hantle ich mich von einem Knoten zum anderen. Hantelmethode!“, dozierte Dr. Tsakas.

Die Hebamme verdrehte die Augen und reichte dem Arzt die eingespannte Nadel mit dem Nadelhalter. Schon oft hatten sie bei Geburten zusammengearbeitet und waren gut eingespielt. Im

Öhr der Nadel befand sich das weiche Nahtmaterial, das sich wie Gummi anfühlte.

Schon Galen hatte vor siebzehnhundert Jahren das gleiche Nahtmaterial verwendet, wie Alexis im Studium gelernt hatte. Alles, was mit Griechenland zusammenhing, war an der Universität mit besonderer Genauigkeit und nicht ohne Stolz unterrichtet worden.

Alexis brauchte nur zehn Minuten, um mit ein paar Stichen die kleine Verletzung an der Schleimhaut zu versorgen.

„Ich muss noch die Papiere machen. Was ist heute für ein Tag?“, wollte nun die Hebamme wissen. In den Bergen von Korinth schienen sich die Tage kaum voneinander zu unterscheiden.

„Heute ist ein Dienstag“, wusste Alexis zu berichten, „denn wir waren vorgestern in der kleinen Kirche im Dorf.“

„Letzte Woche war doch dieses Massaker in Komeno, und das war Montag, und zwar der sechzehnte“, erinnerte sich Sofia.

„Dann ist also heute, acht Tage später, Dienstag der 24. August 1943. Und es war dreiviertel neun, als die Kleine zur Welt kam“, sagte die Hebamme die Angaben vor sich selbst her, als sie sich mit ihrem Füller und der Lesebrille über das Papier beugte.

„Darf ich mir auch unseren Nachwuchs ansehen?“, lugte Michalis zur Schlafzimmertüre herein. Als er die Türe einen Spalt breit öffnete, strömte auch der Duft von frisch geschnittenem Gemüse in den Raum. Der Ehemann von Sofia war nicht untätig gewesen, während er auf die Geburt gewartet hatte.

„Selbstverständlich, komm nur gleich herein zu deiner Frau, dann kannst du euren kleinen Schatz gleich in die Arme schließen“, ermunterte ihn Eleftheria, „Irgendwann werden es auch die Väter schaffen, bei der Geburt dabei zu sein“, prophezeite die erfahrene Hebamme mit blinzelnden Augen.

„Entschuldige, bei allem Respekt, aber du bist schon manchmal ein bisschen verrückt“, lachte Michalis, „das hält doch kein Mann aus! Ich könnte nie meine Frau so leiden sehen...“, fügte er entschuldigend hinzu. „Aber jetzt kommt doch bitte mit in die Küche, ich habe ein bisschen was hergerichtet...“

Alexis erfüllte es immer wieder mit Glück, wenn es in diesen schweren Kriegszeiten gelegentlich ein Stück normales Leben gab. Die Jahre 1941 und 1942 waren die wohl Schlimmsten gewesen. Die Plünderungen der Deutschen hatten eine Hungerkatastrophe von historischem Ausmaß hervorgerufen, noch nie zuvor war die Bevölkerung Griechenlands dermaßen dezimiert worden. Fast jede Familie hatte in ihrer Verwandtschaft den Verlust von geliebten Menschen zu beklagen, vor allem jene, die in Athen wohnten.

Michalis gab seiner Frau schluckweise Tee zu trinken. Er war in der ganzen Gegend für seine fürsorgliche Art bekannt. Sofia hatte wirklich Glück gehabt, einen so ordentlichen Mann zu bekommen. Schließlich nickte Sofia ein. Das kleine Neugeborene auf ihrem Bauch tat es ebenso, es war offensichtlich auch erschöpft von den Strapazen der Geburt.

ZWISCHEN DEN FRONTEN

Alle nahmen um den Tisch Platz. Michalis bekreuzigte sich dreimal, bevor er den Korb mit Weißbrot herumreichte. Alexis griff zielsicher nach der großen gezahnten Tomate und nach einem Messer, das auf dem Tisch lag. Die Tomate mochte vielleicht ein halbes Kilo schwer sein. Auch die kleine rote Zwiebel hatte er schon ins Visier genommen. Die Tomate fühlte sich warm an, sie musste morgens in der Sonne gelegen haben. Auch Salz und eine kleine Karaffe mit Olivenöl standen bereit. Alle erfreuten sich am Frühstück und waren zufrieden über die geglückte Geburt.

„Alexis, nimm ruhig drei Brote, du hast sicher noch einen langen Tag." Der Hausherr wollte seinen Gästen die Schüchternheit nehmen.

Michalis erkundigte sich nach der Familie von Alexis. Stolz verkündete Alexis, dass Elena im September bereits drei Jahre alt sein werde. Sie war nach ihrer Großmutter mütterlicherseits benannt worden und hatte bereits mit zwei Jahren angefangen, viel zu reden. Fast den ganzen Tag plappere sie vor sich hin. Alexis hatte damals im Sommer 1939 gerade das Studium abgeschlossen. Er dachte, das sei wohl ein geeigneter Zeitpunkt, eine Familie zu gründen. Der kleine Angelos Dimitrios hatte im März seinen ersten Geburtstag gehabt und stakste bereits durch Haus und Hof. Seinen zweiten Namen hatte er bekommen, weil auch Alexis´ Vater und Großvater den Namen Dimitrios trugen.

„Und, wie geht es deiner Frau Zoe?“, wollte Michalis wissen.

„Sie ist eine Perle“, antwortete Alexis kurz und nickte nachdenklich und zufrieden. Für ihn war das nicht nur eine schöne Formulierung, er meinte es genau so. Und das wussten die anderen auch.

Unweigerlich kam das Gespräch auf die verhassten Deutschen. Michalis war von Beruf Schmied und als solcher hatte er mit vielen Menschen zu tun. Da auch aus anderen Dörfern Leute mit ihren Pferden kamen, und zum Teil auch die Leute von der Küste den Weg in das Bergdorf auf sich nahmen, erfuhr Michalis viele Neuigkeiten aus erster Hand. Nicht wenige Menschen aus dem Dorf kamen bei Familie Evangelidis vorbei, nur um etwas Neues zu hören.

Am Sonntag Nachmittag hatten sie manchmal eine große Runde von Leuten in ihrem Garten sitzen, die Familie war bekannt für ihre Gastfreundschaft. Bei Kaffee und Früchten gingen die Gespräche oft bis tief in die Nacht hinein. Nicht selten gab es am Abend auch einmal einen Schluck Wein, den jemand mitgebracht hatte. Michalis pflegte dann zu sagen: „Drei Glas Wein machen hundert Streitgesprächen ein Ende.“ Es kam auch vor, dass die Leute spontan einen Sirtaki tanzten. Kurzum – die Familie wurde sehr geschätzt.

„Hast du´s auch gehört, das von letzter Woche?“, fragte Michalis in Richtung Alexis.

„Das mit Komeno? Ja – aber nichts Genaues. Ich wollte dich ohnehin fragen.“

„Es war ein Massaker, wie es wahrscheinlich noch nie eines gegeben hat in einem griechischen Dorf. Die Deutschen haben über dreihundert Leute aus dem Dorf exekutiert. Das waren alles Zivilisten!“, klagte Michalis mit belegter Stimme.

„Auch Frauen?“, wollte Alexis wissen.

„Ja, Männer und Frauen, sie wurden einfach mit Maschinengewehren niedergemäht. Viele waren noch Kinder.“ Tränen stiegen in Michalis´ Augen auf.

„Aber was war denn der Auslöser?“, hakte nun Alexis nach.

„Ich weiß es nicht genau, aber es war wieder irgendwas mit den Rebellen, die hatten nur was geklaut oder so...“, zeigte sich Michalis fassungslos. Mit leerem Blick starrte er in den Tisch hinein, als würde er dort die Toten sehen können.

Eine Weile lang war es still in dem Raum, keiner wagte etwas zu sagen.

„Wir sind Griechen, und niemand kann uns besiegen“, gab sich Michalis kämpferisch. Er rang mit seiner Fassung, wieder schienen seine Augen überzugehen, und sein Mund drohte bald zu zerreißen.

Erneut entstand eine Stille. Jeder dachte an die missliche Situation des Volkes, die Besatzer als Bedrohung auf der einen Seite, die Partisanen auf der anderen. Und keiner schien zimperlich mit Menschenleben umzugehen. Je länger der Krieg nun andauerte, desto skrupelloser schienen seine Akteure zu werden. Die Gewalt gegen die wehrlose Bevölkerung wurde immer roher.

„Manchmal versuche ich mir selbst Mut zuzusprechen“, fuhr Michalis mit leiser Stimme fort, „dann stelle ich mir die Deutschen als Hunde vor und die Partisanen als Katzen. Entschuldigt, dass ich so denke und dass ich so offen spreche!“ Michalis hob seine Hände und zeigte seine Handteller.

„Ich weiß schon, was du meinst“, hakte Alexis jetzt ein, „du meinst die Deutschen seien wie Hunde, die uns laut kläffend die Dinge entreißen und auch viele beißen und töten können, aber letztlich ist ein Hund keine Bedrohung. Schließlich sperrt man ihn in einen Zwinger und der Fall ist erledigt. Und die Katze geht ruhig und geschmeidig vor und greift unerwartet an, aber schlussendlich ist es nur eine Katze. Sie hat zwar ein paar unschuldige Mäuse verschlungen, aber irgendwann erschlägt man die Katze und wirft sie auf einen Haufen.“

„Genau!“, brummte Michalis durch seine geschlossenen Zähne und schlug mit der Faust auf den Tisch, sodass dieser erzitterte.

„Entschuldigt bitte“, jammerte Michalis plötzlich, erschrocken darüber, dass er die Fassung verloren hatte.

Wieder kaute jeder still vor sich hin.

„Es ist nicht gut, wenn man daheim an seinem eigenen Tisch die Faust ballt. Das sollte wirklich nicht passieren. Entschuldigt bitte!“ Michalis war ein Vorbild für viele Menschen hier, und das wusste er auch. Er war sehr empfindsam, was den Umgangston und das Verhalten anging. Alle schätzten seine feine menschliche Art. Umso mehr reute es ihn, dass er die Beherrschung verloren hatte.

„Ist schon gut, Michalis“, meinte Alexis und klopfte dem Schmied auf die Schulter, als er sich erhob und zum Gehen wandte. „Es ist eine sehr schwere Zeit für uns alle, und Gott allein weiß, wann dieser Wahnsinn ein Ende finden wird.“

„Wie ist es bei euch drüben, habt ihr Probleme mit den Rebellen?“, wollte Michalis wissen, als sie zu Alexis´ Pferd gingen.

„Nein, eigentlich war jetzt lange nichts mehr. Im Juli habe ich einem den Arm eingegipst. Er war von einer Leiter gestürzt“ wusste Alexis zu berichten.

„Was, du hast einem von denen geholfen? Das sind ganz üble Burschen, das ist der Abschaum der Menschheit!“, gab sich Michalis erschrocken.

„Aber ich habe meinen Eid geleistet, und wenn mich jemand um Hilfe bittet, dann ist es auch meine Pflicht zu helfen“, entgegnete Alexis.

„Du meine Güte! Deine Prinzipien in Ehren, aber du solltest dich vor dieser Brut hüten. Gib dich nicht mit denen ab."

„Du hast leicht reden", warf Alexis lakonisch ein.

„Wir haben lange auf die Geburt gespart, aber wir wünschten es wäre mehr geworden", Michalis hatte sich für die Leistung der Hebamme und des Arztes noch nicht erkenntlich gezeigt.

„Hundert Drachmen!", Alexis riss die Augen auf.

„Aber ich bitte dich, Alexis, wo doch heute ein Brot für fünfzehn Drachmen verkauft wird. Das ist doch das Mindeste."

„Und – freut ihr euch über eure kleine Tochter?", versuchte Alexis, das Thema zu wechseln. Alexis empfand den Teil seines Berufes, wo es um die Entlohnung ging, als unangenehm. Verglichen mit den finanziellen Dingen erschien es ihm beispielsweise als eine reine Wonne, einen Abszess zu eröffnen.

„Ja – wir müssen halt jetzt sehen, wie wir zurechtkommen", gab sich Michalis realistisch.

„Pass gut auf dich auf!", winkte Michalis zum Abschied.

„Und wenn es im Herbst wieder ein bisschen geregnet hat, dann machen wir ein Feuer am Abend bei uns, und dann reden wir über Gott und die Welt", lächelte Michalis.

„Bis zur nächsten Geburt...", rief Alexis augenzwinkernd in Richtung Eleftheria. Auch die Hebamme war vor das Haus gekommen. Alexis wusste, dass sie sicher noch zwei Tage bleiben würde, um Sofia am Anfang beizustehen. Die Hebamme war in den ersten Tagen nach der Geburt praktisch für den ganzen Haushalt zuständig.

Alexis wandte sich in Richtung der Berge. Seine Stute trabte an, sie brauchte keine Anweisung, denn der Weg war ihr mehr als geläufig. Aber am Lanidispass würden sie eine andere Richtung einschlagen, nicht zurück nach Katominio, sondern nach Norden. Alexis wusste, dass sich am Vormittag eine kleine Schar von Einwohnern im *kaffeneion* von Oreos einfinden würde. Der Nachbarort von Katominio lag ein wenig höher und nordöstlich. Alexis hatte gelernt, mit dieser ungewöhnlichen Praxis umzugehen, die hier ganz gewöhnlich war. Statt einer Praxis hatte man ein Kaffeehaus, um seine Patienten zu sehen. Jeder musste sehen, wie er das Beste aus der Situation machen konnte.

Die Zikaden hatten mit ihrem lauten Schnarren ihr Tagwerk begonnen und würden sich erst bei Sonnenuntergang wieder zur Ruhe begeben. Alexis fand es immer noch erstaunlich, wie präsent doch einerseits diese Insekten durch ihre Geräusche sind, und wie wenig man sie andererseits zu Gesicht bekommt. Als Kinder hatten sie sich immer wieder auf die Pirsch begeben, um ein paar von ihnen zu fangen. Aber ihre Tarnung ist beinahe perfekt, und die Singzikade unterscheidet sich in ihrem Flügelkleid kaum von Pinienrinde.

Alexis war es gewohnt, die Zeit auf dem Pferd zu nutzen. Zum einen konnte er dösen, und hatte meist den Eindruck, dass er damit Schlafenszeit wettmachen konnte. Zum anderen war es für ihn auch eine Gelegenheit, um seine medizinischen Therapien noch einmal in Gedanken durchzugehen. Viel lieber wäre es ihm gewesen, wenn er sich auch Notizen über die verschiedenen Symptome, seine Diagnosestellungen und die einzelnen Behandlungsschritte hätte machen können. Aber das ließ die schwankende Reise auf einem Pferd nicht zu, und so blieb ihm hierfür einfach zu wenig Zeit.

Jetzt ging er noch einmal in Gedanken den Ablauf der Zangengeburt durch. Dabei schloss er seine Augen und versuchte, sich jedes Detail der Geburt in Erinnerung zu rufen. Das gleichmäßige Schaukeln des Pferdes, das im Schritt ging, störte ihn keineswegs. Er hatte den Eindruck, dass er sich nur noch besser konzentrieren konnte, ähnlich wie wenn er meditieren würde.

Am Beginn des Zuges an der Geburtszange hatte er etwas zu viel Zug ausgeübt und es war ein kleiner Riss an der Schleimhaut entstanden. In Zukunft würde er nur mit ganz minimalem Zug beginnen und dann beobachten wie das umliegende Gewebe reagieren würde. Das Ungeborene war in keinem kritischen Zustand, es hätte sicher auch noch zehn Minuten länger gut mitgemacht. Dann war natürlich auch die Zugrichtung eine entscheidende Größe. Zu Beginn musste er den Zug so halten, dass die Biegung des Geburtskanals nachempfunden würde. Auf jeden

Fall musste man ganz behutsam vorgehen, denn mit plötzlichen Manövern konnte man nicht gewinnen. Sonst würde er unweigerlich in Stümperei verfallen.

Auch andere Dinge gingen Alexis durch den Kopf. Die Deutschen, die immer brutaler gegen die griechische Bevölkerung vorgingen. Einen Monat zuvor hatten deutsche Soldaten in Mousiotitsa über hundertfünfzig Männer, Frauen und Kinder erschossen. Das Dorf war zwar hunderte Kilometer entfernt, aber die Menschen am Peloponnes waren verständlicherweise alarmiert, denn die Truppen waren überall präsent. Den Deutschen war immer weniger zu trauen. Das dritte Bataillon war besonders berüchtigt und gefürchtet.

Und dann die Partisanen. Zwei Dinge bereiteten Alexis am meisten Sorge – sie sind unberechenbar und sie sind nahe. Sehr nahe, wie sie schon oft gemerkt hatten. Ihr Kampf richtete sich naturgemäß gegen die Besatzer, und viele Menschen bewunderten auch den enthusiastischen Einsatz des bewaffneten Widerstands. Aber es gab auch etliche Zwischenfälle, wo die Bevölkerung unter den Kämpfern litt, wo sie deren Willkür ausgesetzt war. Manche der Freischärler sahen Dörfer wie einen Laden an, in dem man sich einfach bedienen und gehen konnte, ohne zu zahlen. „Wir kämpfen ja für euch, ist es da nicht selbstverständlich, dass ihr uns versorgt?“, dachten viele von ihnen. Die Menschen in den Dörfern konnten beobachten, wie der Respekt der Rebellen gegenüber den Zivilisten schwand, wie deren Sitten verrohten.

Alexis hielt es für einen schweren Fehler, dass die

Briten gerade eben am 5. Juli die Griechische Volksbefreiungsarmee als Verbündete anerkannt hatten. Es war für ihn ein Rätsel, wie man mit diesem Haufen von Zehntausenden von Kämpfern zusammenarbeiten wollte. Ihre Einstellungen reichten von linksdemokratisch bis stalinistisch. Sie selbst sahen sich als autonome Volkshelden, die dieses royalistische Pack und alle Faschisten und Faschistenfreunde beseitigen würden. Nein, mit dieser Partisanenarmee würden die Alliierten nie richtig zusammenarbeiten können, soviel stand für Alexis fest.

Die Warnung von Michalis gab ihm auch zu denken. War es zu riskant gewesen, einen Partisanen medizinisch zu versorgen? Andererseits – was für eine Wahl hatte er denn schon? Wer weiß, zu was diese Leute fähig wären, wenn man ihnen die Hilfe verweigern würde. Das war doch ein reines Pokerspiel.

„Abschaum der Menschheit?“, ging es Alexis durch den Kopf. Naja – zumindest handeln sie nach gewissen Prinzipien. Die Werke von Marx und Engels wurden in Griechenland allgemein gern gelesen. Die Leute liebten es, wenn Marx sich auf Aristoteles berief oder andere bedeutende Griechen zitierte. Andererseits waren die Kämpfer, die sich weitgehend in den Bergen bewegten, tatsächlich verroht. Alexis sah dies alles als Auswirkung der gottlosen Philosophien, die den Marxismus geprägt hatten. Es war Alexis‘ klare Überzeugung, dass der Klassenkampf nur beendet werden könne, wenn mehr und mehr Menschen sich zu Gott hinwenden würden.

Es war gegen elf Uhr, als Alexis schließlich in Oreos eintraf. Die flimmernde Hitze hatte das Dorf bereits in einen scheinbar menschenleeren Ort verwandelt. Wie zu erwarten kumulierte das dörfliche Leben im *kaffeneion* und im Schatten der Eiche davor.

Manos lief ihm gleich entgegen. Der halbwüchsige Junge war für den Arzt so etwas wie ein Assistent in diesem Ort. Er hatte sich bereits einen guten Überblick verschafft und berichtete, dass sich zwölf Patienten im *kaffeneion* eingefunden hätten.

„Alexis, die meisten Leute sind zwischen zehn und elf eingetroffen", wusste der junge Mann zu berichten, als er die Zügel des Pferdes entgegennahm.

„Gut gemacht, Manos! Ich komme gerade von Giochalos, hatte dort zu tun."

Manos hatte bereits eine gewisse Vorauslese getroffen und die Patienten in ernsthafte und leichte Fälle eingeteilt. Alexis liebte den Jungen, der sich so begeistert für seine Aufgabe einsetzte. Alexis wusste, dass es dem Jungen gar nicht so sehr um die paar Drachmen ging, die er meist abbekam. Er war einer, der sich immer eine Beschäftigung suchte, das war bereits seit seiner Kindheit so. Und er war einfach ein aufgeweckter Junge. Alexis hatte den Eindruck, dass die Medizin den Jungen gar nicht so sehr interessierte. Er hatte einfach ein Händchen für Organisation und war auch im Umgang mit Menschen geschickt. Er war sehr kontaktfreudig und hielt gerne ein Schwätzchen mit jedem, der da gerade wartete.

Alexis ging ins *kaffeneion*. Er winkte Niki, dem Wirt, grüßend zu, der sich prompt daran machte, frischen Kaffee zuzubereiten. Dabei rollte er in gewohnter Weise mit den Augen und verzog die Lippen, was so etwas wie das Markenzeichen von Niki war. Damit konnte er immer wieder Kinder zum Lachen bringen. Aber er rollte auch die Augen, wenn gar niemand zusah. Eigentlich hieß der Wirt Nikolaos, aber niemand hatte die Zeit, so einen langen Namen auszusprechen. Obwohl er gerade einmal fünfzig Jahre alt war, hatte er einen fast kahlen Kopf mit einer matt glänzenden Glatze. Sein weißgrauer Schnurrbart war stets exakt gestutzt und jeder kannte ihn im Unterhemd. Manchmal witzelten die Dorfbewohner darüber, ob Niki eigentlich ein Hemd besaß.

Alexis nahm schnell einen Schluck Wasser und wandte sich gleich seinen Patienten zu.

„Also, was haben wir denn da?“, staunte der Arzt nicht schlecht, als er die junge Mutter mit dem kleinen Jungen auf dem Schoß sah. Der Bub mochte vielleicht drei Jahre alt sein.

„Ich bin total fertig. Ich fühle mich so schuldig. Eigentlich hätte der kleine Rabauke schon längst schlafen sollen, aber dann hat er etwa um eins in der Nacht den Teekessel vom Tisch gezogen, und das ganze heiße Wasser ist über seinen Brustkorb geflossen!“ erklärte Stavroula aufgewühlt und schob das Hemdchen des Kleinen nach oben.

„Puh, das sieht aber schon älter aus“, vermutete Alexis, der seine Brille abnahm, um die verbrühte

Haut noch besser beurteilen zu können.

„Naja, es war die Nacht von Sonntag auf Montag“, warf Stavroula ein, der die ganze Angelegenheit recht peinlich war. Sie kam sich wie eine Rabenmutter vor, dabei hatte sie den Kleinen nur einen Moment aus den Augen verloren.

„Mhm...“, grübelte Alexis, und kratzte sich gedankenverloren am Kinn. „Inzwischen hat sich das Ganze schon entzündet, weil auch Keime eingedrungen sind“, überlegte Alexis laut, der die gelblichen Beläge an der kindlichen Brust inspiziert hatte.

Die Fläche der Verbrennung machte etwa vier bis fünf Handflächen des Kindes aus. Alexis konstatierte, dass der kleine Patient deswegen auch einen ganz guten Eindruck machte. Die Verbrühung hatte zum Glück weit unter zehn Prozent der Hautfläche betroffen, was gerade für ein Kind einen großen Unterschied ausmachte. Außerdem war Gott sei Dank in der Tiefe der Haut kein Schaden entstanden, heißes Wasser ist da eher gutmütig.

„Wir brauchen einen eigenen Raum und wir brauchen ein bisschen Zeit und wir brauchen etwas, um das Kind ruhig zu stellen“, stellte Alexis tatkräftig fest.

„Ihr könnt den Hinterraum haben“, mischte sich nun Niki ein, der das Gespräch mit einem Ohr mitverfolgt hatte. In diesem Fall schienen seine rollenden Augen geradezu in das kleine Zimmer links neben ihm zu weisen.

Alexis erkannte sofort, dass der kleine Junge sein schwerster Fall heute sein würde, und begann auch gleich, ihm im Nebenraum eine kleine Dosis von einem Schlafmittel zu verabreichen. Für diesen Zweck hatte er spezielle Zäpfchen in seiner Tasche, die den Vorteil hatten, dass der Wirkstoff über die Darmschleimhaut rasch in die Blutbahn kam. Noch dazu war man nicht darauf angewiesen, ob ein Kind nun gut schlucken konnte oder nicht.

Alexis wusste, dass er nun eine halbe Stunde Zeit hatte, bis das Kind schläfrig genug sein würde, um mit der schmerzvollen Behandlung zu beginnen. In der Zwischenzeit konnte er sich nun in Ruhe den anderen Patienten zuwenden. Bei einer alten Bäuerin machte er eine Spülung des Gehörgangs. Dazu führte er immer eine spezielle große Metallspritze mit sich und erntete immer begeisterte Reaktionen, wenn jemand plötzlich wieder um Klassen besser hören konnte.

„Jetzt gibt es keine Ausrede mehr, du hättest etwas nicht gehört", witzelte Alexis, als er der Frau wohlwollend auf die Schulter tappte.

Dann sah er sich Hauterkrankungen an, verschrieb Salbenmischungen, beriet Männer mit langwierigen Infekten, die geschwächt wirkten, untersuchte Kinder, die Schmerzen im Hals hatten. Kurzum – die befriedigende Tätigkeit eines Landarztes in all ihren Facetten. Nachdem Alexis nun bereits drei Jahre praktizierte, fühlte er sich schon als alter Hase, der sich schon einige Routine angeeignet hatte. Alexis liebte es, dass es in seinem Beruf einerseits um ganz praktische, handwerkliche

Fertigkeiten ging, andererseits musste er auch immer wieder auf seine theoretischen Grundlagen zurückgreifen. Es faszinierte ihn, wenn ihm plötzlich zum richtigen Zeitpunkt ein medizinisches Detail einfiel, das er vielleicht viele Jahre zuvor gehört hatte.

Nach einer Stunde hatte Alexis die meisten Behandlungen durchgeführt und machte sich daran, seinen kleinen Patienten zu behandeln. Alexis war ein wenig unruhig, ob denn auch alles gutgehen würde. Bei der Behandlung von Kindern hatte er immer ein wenig Respekt, weil das für einen praktischen Arzt schon eine Herausforderung war.

Der Junge war nun auf dem Schoß seiner Mutter eingeschlafen und hatte auch zu schnarchen begonnen. Alexis schlussfolgerte, dass der Kleine nun sediert war, und machte sich sogleich ans Werk.

Er packte eine Flasche mit hochprozentigem Alkohol aus seiner Arzttasche und begann nun, mit einem Wattebausch die infizierten Beläge schrubbend zu entfernen. Die Beläge hatten die Eigenart, in der Watte kleben zu bleiben, und so ging die Behandlung rasch von der Hand. Nach einigen Durchgängen war dies auch gelungen, die Oberhaut war zusammen mit den Belägen beseitigt, und nun lag die glatt glänzende, rosaweiße Lederhaut frei da.

„Jetzt musst du mir immer wieder diese rote Flüssigkeit auf den Wattestäbchen reichen, damit ich die Tinktur auftragen kann“, leitete Alexis die Mutter des Jungen an.

„Das sieht aber gefährlich aus, das Zeug!“, wandte

sie mit großen Augen ein.

„Nein, hab nur Vertrauen. Das ist eine Lösung, die Quecksilber enthält. Sie kann die Keime abtöten, die bald wieder auf die Haut kommen werden. Man nennt diese Wirkung *Desinfektion*."

„Aber Quecksilber soll doch giftig sein", ließ sich die junge Frau nicht so leicht abspeisen.

„Da hast du Recht! Aber in dieser geringen Menge schadet es dem Kind nicht. Diese Lösung gibt es nun schon seit über sechzig Jahren", erklärte Alexis fachkundig.

Die Frau ließ sich nun doch beruhigen und half mit. Immer wenn eine Schicht aufgetragen war, musste man zirka eine Viertelstunde warten, bis sie aufgehört hatte zu glänzen. In den langen Pausen hatten sie jede Menge Zeit, über alles Mögliche zu reden. Die junge Mutter hatte ihren Mann auf tragische Weise verloren, als eine Handgranate in einem Haus unerwartet explodierte. Alexis war bewusst, dass er ein guter Zuhörer war. Er fand, dass das für seinen Beruf ebenso wichtig war wie die medizinische Behandlung. Wie sollten seine Patienten sonst Vertrauen fassen?

Sobald die rote Schicht matt wurde, konnte man wieder eine Schicht mit Desinfektionsmittel auftragen, die Alexis spaßeshalber „Indianerfarbe" nannte. So ging das weiter, bis sie die fünfte Schicht aufgetragen hatten und der Junge sich schläfrig herumwand.

„Was müssen wir weiter tun?", wollte die junge

Frau wissen.

„Eigentlich gar nichts“, verkündete Alexis nicht ohne Stolz. „Es wird sich eine Kruste bilden. Der Junge darf sie aber nicht vorzeitig wegkratzen. Sobald die Kruste von selbst abfällt, ist die Behandlung abgeschlossen.“

„Wenn es Probleme gibt, dann komm ich noch einmal wieder“, war die Mutter des Kleinen nun guter Dinge. Man merkte, dass ihr schlechtes Gewissen ob des Missgeschicks schon wieder fast verflogen war.

„Ich habe leider kein Geld. Aber ich habe dir drei Eier mitgebracht“, meinte die Frau etwas verlegen.

„Ich danke dir!“, Alexis sah der Frau in die Augen, „ich habe zwei Kinder, da kann ich Essbares gut gebrauchen.“ Alexis wollte auf keinen Fall, dass die Frau ein schlechtes Gewissen hatte, nur weil sie fast mittellos war.

„Manos, hast du alle Rezepte eingesammelt?“, erkundigte sich Alexis.

„Ja, das habe ich!“, verkündete der Junge stolz.

„Na gut, dann kannst du ja heute wieder mit dem Esel deines Vaters die kleine Reise antreten und nach Eklipides reiten“, meinte der Arzt, als er sich seinen Sattel festzurrte. „Den Patienten wird´s recht sein.“

„Sie zeigen sich auch jedes Mal erkenntlich“, fügte Manos ehrlicherweise hinzu.

„Eine Hand wäscht die andere“, fügte Alexis

hinzu, der den Jungen einfach prächtig fand, „bis nächste Woche!"

Eklipides war ein etwas größerer Ort, der in der Panakastris-Ebene lag, etwa fünfzehn Kilometer von Oreos entfernt, und etwas näher bei Katominio. Bei dieser Hitze würde der beschwerliche Weg nach Eklipides fast zwei Stunden dauern. Manos würde dort mit allen Rezepten in die Apotheke gehen, die zugleich eine Gemischtwarenhandlung war. Stavros, der Apotheker, würde alle Salben und Rezepturen zubereiten, und nach einer guten Stunde würde der Junge wieder die Heimreise antreten können.

Eine Woche später hatte der Junge dann jeweils die Geldbeträge eingesammelt. Manchmal half auch ein Nachbar oder Verwandter aus, wenn jemandem die Drachmen fehlten. Manos war als sehr verlässlich bekannt, er hatte alles immer feinsäuberlich mitgebracht. An dieser Praxis fanden alle Beteiligten Gefallen, denn jeder hatte einen Vorteil. Und der Apotheker machte immer noch ein Geschäft, auch wenn er das Geld erst eine Woche später bekam.

Stavros hatte Alexis sogar einmal angeboten, dass er ihm Geld geben würde, wenn er seine Patienten immer in seine Apotheke empfehlen würde. Aber Alexis hatte entschieden abgelehnt, ihm wäre so etwas nicht im Traum eingefallen. Er war einer, dem seine Prinzipien wichtiger waren als ein lächerlicher wirtschaftlicher Vorteil.

Alexis hatte seine Aufgaben in Oreos erledigt, und konnte sich nun auf den Heimweg machen. Ihm war klar, dass seine ärztliche Tätigkeit nicht besonders umfangreich war, und manchmal beneidete er auch die Kollegen in den großen Städten. Andererseits – wer wusste schon, was die Zeit mit sich bringen würde?

Die letzten Jahre hatten dazu beigetragen, dass die Menschen um ihn herum zufriedener mit den einfachen Dingen des Lebens wurden. Gerade nach dem *megalos limos*, dem Großen Hunger, war jedermann dankbar, wenn er etwas auf dem Tisch hatte und ein Dach über dem Kopf. Auch Alexis hatte keine hohen Erwartungen und war daran gewöhnt, sich mit seinem schmalen Salär zu begnügen. Wenn er jede Woche seine kleine Familie versorgen konnte, dann war es ihm genug und er versuchte, nicht zu sehr über seine Zukunft nachzudenken.

Bevor es auf den Heimweg ging, füllte er noch seine Feldflasche mit Wasser auf. Sein Cousin Sotiris hatte ihm einmal diese Flasche geschenkt. Alexis schätzte die gute Qualität des frischen Wassers an diesem Ort. Am Brunnen war alles menschenleer. In der Mittagszeit war es viel zu heiß, als dass jemand auf die Idee kommen würde, jetzt Wasser zu holen.

Alexis schwang sich auf sein Pferd und die treue Stute trabte den staubigen Pfad entlang in Richtung Katominio. Er war es gewohnt auf einsamen Wegen unterwegs zu sein, denn untertags war es beschwerlich zu reisen, die Temperaturen waren hoch und man konnte sich kaum vor der Sonne schützen. Nun ja, er konnte sich die Zeit zumeist nicht aussuchen.

Alexis fand, dass er selbst kein ängstlicher Mensch war, nicht so einer, der sich vor seinem eigenen Schatten fürchtete. Auch wenn er sich immer wieder Gedanken um seine eigene Sicherheit und um die seiner Familie machte, so hatte er doch ein gewisses Urvertrauen, dass alles sich immer zum Guten wenden würde. Zumindest war es in den letzten Monaten im Heimatdorf und in den Nachbardörfern ruhig geblieben. Nur hie und da eine Schererei mit einem Partisanen. Nichts Schlimmes. Auch die Deutschen waren dieser Gegend ferngeblieben. Erst jetzt durch die Geschichte mit Komeno war die Bedrohung durch die Willkür der Deutschen wieder ganz präsent. Und jeder, der nicht gerade strohdumm war, interessierte sich wieder für die Truppenbewegungen der Besatzer.

Im monotonen Schritt des Pferdes konnte sich Alexis wieder ein wenig ausruhen und seinen Gedanken nachhängen. Vor allem versuchte er, jede unnütze Bewegung zu vermeiden, denn er wusste, dass dadurch nur noch weiterer, unnötiger Schweiß entstand. Und er versuchte auch, die schweißtreibenden Sorgen in seinem Oberstübchen nicht anwachsen zu lassen. Was konnte man mit Sorgen schon erreichen?

Jetzt war es an der Zeit, sich zu kräftigen. Er hatte den Gedanken an diesem Tag schon mehrmals erwogen, aber jetzt hatte er den Entschluss gefasst. Er würde einen kleinen Umweg nehmen und am Loutras-Bach vorbeikommen. Dort würde er die Gelegenheit nutzen, um sich zu erfrischen. Das letzte Mal, dass er dort in den Bach gesprungen war, mochte nun schon ein halbes Jahr zurück liegen.

Schon eine Weile bevor er dort ankam, bemerkte er, wie der Weg weniger staubig wurde, das Erdreich war weicher und gab unter den Hufen nach. Zwischen den unzähligen Steinen neben dem Pfad erschienen auch immer mehr Grashalme, und schließlich tauchten Pferd und Reiter in den Schatten der Bäume ein. Die Vegetation an diesem Flecken Erde bot einen willkommenen Gegensatz zur allgegenwärtigen Macchia. Hier drängten sich in der Nähe des Baches ein paar buschige Laubbäume, mehrere Olivenbäume und auch ein Feigenbaum. Daumendicke Lianen schlangen sich durch das Unterholz. Über all den anderen Bäumen spannte sich die Krone einer beeindruckenden Pinie aus. Der Anblick erinnerte ihn immer wieder an eine Oase, auch wenn es natürlich keine war. Dieser schattige Ort war auch ein Eldorado für etliche Vögel, die hier ein Zuhause gefunden hatten. Ein paar Spatzen schimpften wild durcheinander, aus den Baumkronen gurrten etliche Tauben und gelegentlich konnte man auch eine Elster beobachten. Alexis wusste, warum er den Platz immer wieder aufsuchte.

Er schlang die Zügel der Stute gewohnheitsmäßig um einen starken Ast und machte sich, dem Bachbett entlang hüpfend, auf den Weg. In wenigen Minuten würde er seinen Lieblingsplatz erreichen. Es war die Stelle wo sich im Bachbett durch einen natürlichen Damm ein kleines Becken gebildet hatte. An dieser Stelle konnte man mühelos untertauchen.

Als Alexis den Pool erreicht hatte, wie er ihn gern nannte, streifte er kurzum seine Kleider ab und warf sich genussvoll ins Wasser. Nachdem er ein paarmal komplett untergetaucht war, suchte er sich einen großen flachen Stein, auf dem er ein wenig im kühlen Nass sitzen konnte, und nur sein Kopf aus dem Wasser guckte. Er ließ seinem überhitzten Körper Zeit, um hier in Ruhe abzukühlen. Er genoss die schattige erquickende Atmosphäre und schloss die Augen.

Unweigerlich musste er hier an seine Frau Zoe denken. Wie wunderschön war die Zeit gewesen, als sie die erste gemeinsame Woche nach ihrer Hochzeit verbrachten. Eines Abends waren sie zu später Stunde noch zum Loutras-Bach aufgebrochen, und als sie gemeinsam ins Wasser getaucht waren, da waren ihre Körper miteinander verschmolzen. Erst spät nach Mitternacht waren sie wieder in ihrem Heimatdorf angekommen und glückstrunken in tiefen Schlaf gefallen. Seitdem hatten sie diese Stelle am Bach immer für sich als das „Paradies" bezeichnet.

„Solche Momente im Leben sind nun einmal einzigartig", dachte Alexis. „In unserer Gedankenwelt ragen sie heraus wie Berggipfel aus einer Wolkendecke."

Alexis verwendete sein Unterhemd um sich abzutrocknen, und zog dann wieder Hemd und Hose an. Als er zufrieden zu seinem Pferd zurückschlenderte, das Bachbett abwärts, trug er seine Schuhe bei sich und suchte immer wieder auf den größeren Steinen Halt. Dabei fühlte er sich plötzlich so unbeschwert, als sei er wieder ein kleiner Junge, der nichts anderes zu tun hat, als einen ganzen Nachmittag am Bach zu spielen. Dabei fiel ihm auch wieder ein, was sein Großvater über den Bach zu berichten wusste. Sie nannten den Großvater immer respektvoll Dimitrios, im Gegensatz zu seinem Vater, der ganz einfach Dimitri gerufen wurde. Und als Alexis noch auf dem Schoß des Großvaters zu sitzen pflegte, was er gern getan hatte, weil er ihn sehr mochte, da hatte er immer wieder berichtet, dass es einmal einen so trockenen Sommer gegeben hatte, dass der Bach ausgetrocknet sei. Nachdem Großvater immer so sehr die Augen aufgerissen hatte, wenn er diese Geschichte erzählte, war es für den kleinen Jungen stets ein Rätsel geblieben, ob diese Geschichte nun wahr gewesen ist oder nicht.

Voll innerer Ruhe machte sich Alexis auf den Heimweg. Als er im Dorf ankam mochte es vielleicht fünf Uhr sein und die Sonne stand nicht mehr so hoch. Die größte Hitze des Tages war bereits vorüber, und das Dorf erwachte wieder zu neuem Leben. Kinder spielten in den Gärten und hüpften auf den Straßen in Vierecken mit Ziffern herum, die sie mit Stöcken in den Staub geschrieben hatten. Frauen hielten ein Schwätzchen an der Gartenmauer und beklagten sich über ihre Ehemänner.

Alexis freute sich wie immer sehr, wenn er seine Familie sehen konnte. Der kleine Angelos wurde von Elena herumdiktiert, die hier die kleine Mama spielte. „*Yia sou*, kleiner Mann“, begrüßte er den Jungen, der sich abmühte, auf wackelige Weise im Gehen Sicherheit zu finden. Immer wieder setzte es ihn auf seinen Hosenboden. Er hob Angelos hoch und strahlte ihn voll Bewunderung an. Immer wieder warf er den Jungen über Kopf und fing ihn wieder auf. Vor Begeisterung gluckste der Kleine vor sich hin. „*Yia sou*, Königstochter“, begrüßte er die kleine Elena zärtlich. „Papa, du bist doch kein König“, entgegnete die Dreijährige wie immer den gewohnten Gruß des Vaters.

„Wer lässt sich da wieder einmal anschauen?“, kam jetzt Zoe die Stufen herunter. Sie hatte sich ein Kopftuch übergebunden, weil sie gerade angefangen hatte, das Haus zu reinigen, und küsste ihren Mann auf beide Wangen. Dann fiel sie ihm um den Hals und drückte ihn an sich, sodass sich seine Brille verschob und Alexis schnell nach den Bügeln griff, damit das gute Stück nur ja nicht zu Bruch ging.

„Was gab es denn heute so?“, erkundigte sich die Ehefrau nach dem Tagesablauf des Arztes.

„Eine Geburt, die ins Stocken kam, und etliche Patienten in Oreos“, gab sich Alexis wie immer wortkarg.

„Wer hat denn entbunden?“, hakte Zoe nach.

„Du kannst dich an Sofia erinnern, in Giochalos?“

„Evangelidis? Mit der du mal was hattest?“, meinte sie und verzog in vergnügter Weise das Gesicht, um ihren Mann ein wenig zu ärgern.

„Ich hatte nie was mit ihr“, wandte Alexis brummend ein.

„Nimm dir ein Stück Brot, wir essen dann wie immer gegen acht“, meinte Zoe, als sie sich wieder ihrer Putzerei zuwandte.

Alexis suchte in der Küche nach Essbarem, entschied sich dann aber, ein Feuer im Ofen zu machen, und stellte Wasser auf. Einen Kaffee, kurz und stark, das war genau das, was er nach den Strapazen des langen Tages brauchen konnte.

Später aßen sie Gemüse und Brot, verbrachten noch einen ruhigen Abend als Familie und dann auch zu zweit, und schließlich, es war noch nicht einmal elf Uhr, da fiel Alexis in einen tiefen und traumlosen Schlaf. Irgendwie hatte er das Gefühl, dass er in der Nacht vielleicht noch gerufen würde. Aber die Nacht verlief völlig ruhig. Diesmal hatte sich Alexis wohl in seinem Gefühl getäuscht.

DER VERWUNDETE

Am nächsten Morgen kamen zwei Männer aus dem Nachbardorf mit schlechter Nachricht. Sie hatten einen schwerverletzten Bauern gefunden und baten nun darum, dass Alexis sich den Kerl einmal ansehen würde. „Vielleicht kann man ja noch was machen...“, meinte Konstantinos, der wie der andere aus Gialomenou gekommen war. „Steht es denn so schlecht um ihn?“, warf Zoe ein. „Naja, am Anfang dachte ich, der sei tot. Die vielen Fliegen überall herum. Und das viele Blut am Kopf und auf der Erde“, zeigte sich Giorgios betroffen.

Alexis hatte sich nur noch schnell das Gesicht gewaschen, weil er gerade erst aufgestanden war. Als er von draußen die Männer mit seiner Frau reden hörte, packte er ausreichend Verbandsmull ein und überprüfte, ob er noch Desinfektionsmittel und Morphium dabeihatte.

„Wie hat man ihn denn gefunden?“, mischte sich nun Alexis in das Gespräch ein, als er zum kleinen Tor kam, durch das man in den Hof gelangte.

„Ich war das, ich“, vermeldete Giorgios. Der Bauer aus Gialomenou war bekannt dafür, dass er eine gute Hand beim Anpflanzen von Gemüse hatte. So mancher holte sich Rat bei ihm. Sogar Leute aus anderen Dörfern wollten von ihm wissen, wie man bessere Ernten erzielen konnte. Schließlich war der kleine Gemüsegarten, den fast jede Familie hatte, eine wichtige Angelegenheit.

„Ich war unterwegs mit meinem Esel und hatte Gemüse geladen, das ich im nächsten Ort verkaufen wollte“, erzählte nun der Bauer. „Als ich nicht mehr weit von Panoules entfernt war, da sah ich den armen Kerl, gleich neben dem Weg. Eigentlich waren es die vielen Fliegen, die mich mit ihrem starken Summen aufmerksam machten. Die hatten sich für die Blutlache interessiert“, berichtete Giorgios fassungslos.

„Und wer ist bei ihm? Ich hoffe, ihr habt ihn nicht allein gelassen?“, hakte Alexis nach.

„Natürlich nicht“, berichtete Konstantinos wohlwollend, „wir haben den jungen Stelios gebeten, sich vorerst um ihn zu kümmern. Er hat zu dem Bauern gesagt, dass er nicht von ihm weggehen werde, bis Hilfe kommt.“

„Gut, sehr gut“, zeigte sich Alexis beruhigt. Er wusste wie schrecklich es sein konnte, wenn man verwundet war und niemanden bei sich hatte, und wie wohltuend es sein konnte, wenn man jemanden hatte, der da war und einem nur die Hand hielt.

„Wie heißt der Mann eigentlich?“, warf Zoe ein.

„Das konnte er uns nicht sagen. Er reagierte zwar, wenn man etwas zu ihm sagte, aber verstanden haben wir nichts von seinem Geschwafel“, berichtete Konstantinos.

Die Männer wollten keine Zeit mehr verlieren und brachen sofort mit ihren Reittieren auf. Zoe winkte noch, und Alexis meinte, eine besorgte Mine auf ihrem Gesicht zu erkennen, was ihn auch nicht verwunderte.

Bereits nach einer Dreiviertelstunde hatten sie den Verletzten erreicht. Alexis sprang vom Pferd und versuchte zuerst, mit dem Mann Kontakt aufzunehmen. Aber, wie die anderen schon berichtet hatten, war es tatsächlich nicht möglich etwas von ihm zu erfahren. Offensichtlich hatte er nicht nur Wunden am Kopf, sondern auch eine veritable Gehirnerschütterung erlitten.

Das Blut rührte von einer ordentlichen Platzwunde her, die man am Scheitel deutlich sah. Mittlerweile hatte die Wunde zu bluten aufgehört, aber es war klar, dass die Blutlache von dieser Verletzung stammte. Der Puls fühlte sich flach an, als Alexis ihn an seinem Handgelenk fühlte. Alexis hatte gelernt, bei schweren Verletzungen wirklich gründlich zu sein. Und so begann er den Verletzten von Kopf bis Fuß zu untersuchen, bevor er weitere Maßnahmen setzen würde.

Die Pupillen des Mannes waren normal und die linke unterschied sich nicht wesentlich von der rechten. Daraus schloss Alexis, dass der arme Kerl zumindest keine Gehirnblutung erlitten hatte. Schritt für Schritt tastete er auch den Brustkorb ab, von oben nach unten, und konnte feststellen, dass es keine

Hinweise auf gebrochene Rippen gab. Auch die Atmung des Patienten schien gut zu funktionieren. Die rosigen Lippen zeigten an, dass der Mann ausreichend mit Sauerstoff versorgt war. Nun begann Alexis, den Bauch abzutasten. Hier löste er mit seinem Tasten zwar immer wieder ein Stöhnen des Mannes aus, aber insgesamt war die Bauchdecke weich und nicht angespannt, was ein gutes Zeichen war. Außer ein paar Abschürfungen an Händen und Füßen und einem ordentlichen Bluterguss am linken Oberschenkel war es also hauptsächlich die Kopfverletzung, die dem armen Mann zu schaffen machte.

Die wichtigen Schritte der Untersuchung hatten Alexis nur wenige Minuten gekostet, und doch hatte er nun einen ausreichenden Gesamteindruck vom Zustand des Mannes bekommen. Unverzüglich machte er sich daran, den Kopf mit Verbandsmull zu verbinden, damit die Wunde nicht noch mehr verschmutzte. Sie mussten eine geeignetere Stelle finden als diesen schmutzigen Weg, um die Wunde gründlich zu versorgen.

Konstantinos half gleich beim Verbinden mit, während Giorgios sich um die Tiere kümmerte. Und Stelios hatte inzwischen erkannt, dass es sich bei dem Verletzten um den Händler Stavros handelte, der aus dem Dörfchen Manatika kam. Manatika bestand aus nicht mehr als drei oder vier Häusern und befand sich in der Nähe von Panoules.

„Wir müssen ihn nach Hause bringen“, stellte Alexis nüchtern fest, „und dort kann ich dann die Wunde reinigen und nähen.“

Giorgios verzog angewidert das Gesicht. Vermutlich hatte er sich gerade vorgestellt, wie das Nähen einer Wunde aussehen dürfte. „Uuh, das ist nichts für mich“, winkte er ab und wandte sein Gesicht zur Seite.

„Aber du kannst mir dabei helfen, ihn sicher in sein Haus zu bringen!“, beruhigte Alexis den etwas bleichen Giorgios.

„Natürlich, da bin ich mit dabei“, erwiderte dieser.

Alexis schätzte es sehr, wie verlässlich und hilfsbereit die Menschen in dieser Berggegend waren. Das war es, was die Liebe zu seiner Heimat ausmachte.

„Ihn einfach auf sein Pferd zu binden, das können wir ihm nicht antun“, stellte Alexis sachlich fest. „Er hat eine schwere Gehirnerschütterung. Wahrscheinlich war er auch eine Zeit bewusstlos. Der Transport muss so schonend wie möglich von statten gehen. Wir müssen eine Trage holen oder selber eine bauen.“

Die Männer überlegten, wo denn eine Bahre oder Trage herzukriegen sei und entschlossen sich, kurzerhand provisorisch selbst eine zu bauen, um nicht unnötig Zeit zu verlieren. Sie wollten auch nicht in die größte Hitze des Tages kommen, was den Transport des Verletzten zusätzlich erschweren würde.

Aus zwei Stangen, die zwar etwas krumm waren, aber lange genug für ihren Zweck, entstand innerhalb von ein paar Minuten eine Trage. Ein jeder stellte etwas von seinen stabileren Kleidungsgegenständen zur Verfügung. Die vorderen Enden der Stangen wurden an einem Sattel befestigt. Stelios hatte ein besonders gutmütiges Maultier, das für einen Krankentransport am besten geeignet erschien. Mit ein paar Reepschnüren bekam alles ein wenig Halt.

Die Männer fixierten die Stangen vorne am Maultier, zwei von ihnen würden die hinteren Enden der Stangen tragen. Die Stangen einfach ihren Weg am Boden finden zu lassen kam ihnen zu holprig vor für den Verletzten, auch wenn sie dabei jede Menge Energie hätten sparen können. Außerdem konnte man dann den Kranken nicht mehr horizontal lagern.

Bald nahm der Tross seinen Weg auf. Stelios führte sein Maultier, Giorgios und Alexis packten an der Trage an, und Konstantinos ritt hinterher und hatte hinter sich noch einen Esel und ein Pferd im Schlepptau. Es würde etwa eine Stunde dauern bis sie in Panoules wären und dann kämen sie bald nach Manatika.

Unterwegs waren die Männer schweigsam. Man hörte nur ab und zu eine kleine Anweisung wie „Hier entlang“ oder „Pass auf“. Die Trage mit dem Verletzten erwies sich auf die Dauer doch als sehr schwer, und selbst die schwieligen Hände der Männer verließ irgendwann die Kraft. Zum Glück hatten sie die Möglichkeit sich abzuwechseln. Bald führte Alexis das Maultier, Stelios und Konstantinos packten bei der Trage an, und Giorgios führte die drei Reittiere.

Der Verletzte gab nur hie und da ein Stöhnen von sich, manchmal redete er auch etwas. Doch niemand verstand, was er sagte, so als würde jemand im Schlaf reden.

Bald erkannten die Männer, dass sie für den armen Stavros einen Sonnenschutz brauchten, und legten ein leichtes Tuch über seinen Kopf, um ihn vor der Hitze zu schützen.

Als sie sich Panoules näherten verlangte Stavros nach Wasser. Alexis sah dies als positives Zeichen, denn immerhin konnte er sich äußern.

In Panoules schloss sich eine Traube von Kindern dem Tross an, die das Ganze lustig fanden. Sie erkannten nicht, dass es sich hier um einen Schwerverletzten handelte. Um dem Patienten mehr Ruhe zu gönnen, und auch aus Respekt dem Kranken gegenüber, nahm Alexis die Kinder beiseite und redete geduldig mit ihnen. Die Männer erkannten, dass Alexis eine gute Hand hatte, mit Kindern umzugehen. Jemand anderes hätte wahrscheinlich einfach verärgert reagiert und die Kinder verscheucht.

Die kleine Horde sah nun ein, dass es besser war Ruhe zu geben, und so löste sich die Ansammlung von Kindern rasch wieder auf. Die meisten von ihnen rannten zu ihren Familien nach Hause.

Erschöpft und verschwitzt erreichten die Männer schließlich das Haus von Stavros in Manatika. Außer einem kläffenden Köter sah man nicht viele Lebenszeichen in dem winzigen Dörfchen. Das Haus der Panastopoulos-Familie war leicht zu finden, denn er hatte einen großen Olivenhain hinter seinem Haus, der bis zu den nahen Felsen reichte.

Anna war die Frau des Verwundeten. Als sie in der Tür stehend ihren Mann auf der Trage erkannte, da musste sie sich vor Entsetzen am Türrahmen festhalten, um nicht umzufallen.

„Es ist alles halb so schlimm“, versuchte Alexis die Frau mittleren Alters zu beruhigen. „Komm und setz´ dich ein wenig hin.“ Schon war Alexis bei der Frau angelangt, begleitete sie in die Küche und suchte nach einem Becher Wasser.

Die anderen Männer machten sich gleich daran, den Kranken ins Haus zu bringen. Alexis überwachte den ganzen Vorgang und gab Anweisungen, damit dies mit möglichst wenigen Erschütterungen geschah. Alexis hatte sich im Haus schon einen Überblick verschafft und musste nun die Entscheidung treffen, ob man die Behandlung in der Küche machte und den Mann dann in sein Bett brachte oder ob das Versorgen der Wunde gleich in seinem Schlafzimmer geschehen sollte. Alexis entschied sich für das erstere, und so betteten sie den immer noch umnachtet wirkenden Stavros auf den Esstisch in der Küche.

Konstantinos hatte in der Armee schon einige Erfahrung in der Sanitätsabteilung gesammelt und so machte er sich gleich daran, den Verband fachgerecht zu entfernen. Je mehr er sich der Wunde näherte, um so vorsichtiger wurde er. Der eisenähnliche Geruch aus der Wunde kam ihm bekannt vor. Aber dieser kam lediglich daher, dass der Blutfarbstoff viele Eisenmoleküle enthielt.

Als die Wunde schließlich offen war machte Konstantinos eine kleine Handbewegung. Alexis verstand die Geste und wusste, dass es jetzt für ihn an der Zeit war, mit der Wunde weiterzumachen.

„Also“, begann Alexis, als würde er seine Rolle als Arzt auskosten, „wir müssen die Wunde zuerst reinigen! Alleine mit Alkohol wird das hier nicht zu schaffen sein. Wir brauchen auch noch lauwarmes Wasser, weiche Tücher und ein bisschen Seife.“

Anna ging es wieder besser und sie machte sich sogleich daran, für das Nötige zu sorgen.

„Aber wie willst du denn die Wunde nähen? Wie macht man so was? Willst du etwa Nadel und Faden nehmen, wie eine Hausfrau beim Sockenstopfen?“ mischte sich nun Giorgios ein, der sich auf einem Sessel niedergelassen hatte und sich die Situation skeptisch aus einiger Entfernung ansah. Er konnte sich beileibe nicht vorstellen, wie man eine Wunde nähen konnte.

„Das ist eine sehr gute Frage, Giorgios“, entgegnete Alexis, der sich gerade Gedanken gemacht hatte, wie er denn nähen würde.

„Ja, man kann tatsächlich, wie eine Hausfrau, mit Nadel und Faden nähen und die Ränder der Wunde wieder aneinander bringen. Aber in diesem Fall werde ich etwas anderes machen. Ich werde einen kleinen medizinischen Trick anwenden“, erklärte Alexis und rieb sich grübelnd das Kinn.

„Anna, hättest du auch einen Rasierer für uns“, wollte Alexis von der Frau des Hauses wissen, was diese bejahte.

Mit der Hilfe von Konstantinos konnte Alexis nun die Wunde gründlich reinigen. Es war jede Menge Staub und Schmutz in der Wunde zu finden, auch Grashalme. Schließlich entdeckte der Arzt, der sich plötzlich wie ein Gerichtsmediziner vorkam, sogar kleine Holzsplitter. Immer mehr kam Alexis zu der Überzeugung, dass Stavros von einem schweren, stumpfen Gegenstand am Kopf getroffen worden war, wie etwa einem Gewehrkolben.

Akribisch reinigten sie mit den nassen Tüchern die Wundränder und benutzten Seife, um das eingetrocknete Blut zu entfernen. Schließlich machte sich Alexis auch daran, die Kopfhaut im Wundbereich von den Haaren zu befreien. Dazu nahm er den Rasierer und geschickt und mit viel Vorsicht manövrierte er die Klinge durch das Haar, wobei er zwischendurch immer wieder einzelne Büschel Haare stehen ließ. Konstantinos wollte wissen, wozu die einzelnen Haarbüschel an den Wundrändern gut sein sollten.

„Das ist eben der Trick an der Sache! Das ist eine bewährte Methode, um Nahtmaterial zu sparen. Ich muss zugeben, dass mir das nicht selbst eingefallen ist. Wir haben das im Studium gelernt. Am Skalp kann man sich an den Wundrändern auf jeder Seite ein paar Haare schnappen. Nicht zu viele, denn sonst kann man nicht knoten. Dann knotet man vier oder fünf Haare von jeder Seite zusammen und so bringt man die Ränder der Wunde aneinander und verschließt die Wunde. Als Arzt hat man einen Faden gespart und der Patient hat keinen Nachteil, wenn man es gut macht. Stavros braucht sich nicht einmal die Fäden entfernen zu lassen. Denn in ein paar Wochen sind die Haare ausgefallen. Eigentlich eine elegante Methode“, erklärte Alexis.

An den Wundrändern hatte Alexis entdeckt, dass es durch das Trauma auch zerquetschtes Gewebe gab. Die Ränder waren zum Teil grauschwarz und schlecht durchblutet. Nicht so wie bei einem glatten Schnitt. Eigentlich hätte er hier das Gewebe betäuben müssen und die dunklen Anteile mit Skalpell und Pinzette entfernen. Aber er hatte kein Lokalanästhetikum mehr zur Verfügung, er konnte hier also keine örtliche Betäubung verabreichen. Nachdem der Weltkrieg nun schon jahrelang tobte, waren gewisse medizinische Artikel schwer zu bekommen.

Hier war Alexis wahrlich eingeschränkt bei seiner Behandlung. Aber er wusste, dass Verletzungen am Skalp im Allgemeinen sehr gut verheilten. Deswegen bereitete es ihm keine besondere Sorge, dass er das sogenannte Débridement hier nicht ausführen konnte.

Als die Kopfwunde gut versorgt war, bekam der Kranke auch wieder einen Verband. Stavros sah damit ziemlich vermummt aus, denn man musste den Verbandsmull auch um das Kinn führen, sonst wäre der Verband nur nach oben gerutscht, und nach kurzer Zeit hätte man geglaubt, er hätte eine kleine Verbandskrone auf. Schließlich verfrachteten sie den guten Mann in sein Bett, wobei alle zusammenhalfen, damit es keine unnötigen Erschütterungen gab.

Mittlerweile begann Stavros auch die Augen zu öffnen und schaute wortlos von einem zum anderen. Er wusste wirklich nicht, was hier los war, und warum all die Männer in seinem Schlafzimmer standen. Als er seine Frau erblickte, streckte er hilfesuchend seinen Arm in ihre Richtung. Anna ging auch gleich zu ihm hin, hielt seine Hand und redete ihm gut zu. Schön langsam schien der Patient wieder zum Leben zu erwachen. Aber sagen konnte er noch nichts.

„In den ersten zwei Wochen ist es wichtig, dass er sich schont“, wies Alexis nun die Ehefrau an, während er aber seinen Blick auf Stavros richtete und sein Verhalten beobachtete.

„Das heißt, er soll möglichst viel liegen“, wurde er noch konkreter.

„Wie soll denn das gehen? Er muss doch arbeiten. Wir müssen doch von irgendwas leben“, zeigte sich Anna mutlos.

„Ich weiß, dass du dir das jetzt nicht vorstellen kannst. Aber du wirst sehen, die Welt dreht sich auch weiter, wenn man einmal zwei Wochen nicht arbeitet“, versuchte Alexis zu beruhigen. „Wenn er gleich morgen wieder aufsteht und weiterarbeitet, dann ist die Gefahr groß, dass er monatelang starke Kopfschmerzen hat. Vielleicht sogar ein halbes Jahr. Und das ist dann sehr schwer zu behandeln. Da gibt es praktisch nichts dagegen.“

„Naja, wenn du meinst...“, zeigte sich die Frau etwas hilflos. „Was schulde ich dir für deine Behandlung?“

„Gar nichts. In solch schwierigen Zeiten müssen alle fest zusammenhalten, finde ich“, meinte Alexis, und man sah ihm an, dass er innerlich bewegt war über alles, was geschehen war. Alexis hatte die Gabe, einerseits der geschickte Arzt zu sein, andererseits war er immer ganz nahe bei den Menschen und ihren Angehörigen.

Die Frau bat die Männer, doch etwas zu essen. Dankbar nahmen sie dieses Angebot an.

„Wo ist denn der Esel?", wollte Anna wissen.

Die Männer sahen einander ratlos an. Langsam konnten sie sich zusammenreimen, was passiert war. Stavros Panastopoulos war frühmorgens mit seinem Esel aufgebrochen, der mit Lebensmitteln beladen war. Stavros hatte eine gut funktionierende Olivenpresse, sein Olivenöl war sehr geschätzt. Und so hatte er auch in den Kriegsjahren seinen kleinen Handel aufrechterhalten können, auch wenn sich die Menschen jetzt viel weniger leisten konnten.

Wenn man eins und eins zusammenzählte, dann war Stavros überfallen worden. Am ehesten von den Partisanen. Deutsche waren derzeit nicht in den Bergen. Und dass es einfach Diebe oder Räuber waren, das wäre im Prinzip möglich gewesen, aber unwahrscheinlich. Die Widerstandskämpfer dürften ihn überfallen haben, sie wollten wahrscheinlich seine Lebensmittel haben. Vielleicht hatten sie ihn gar umstellt, als er sie nicht freiwillig hergab. Und dann hatte wohl von hinten einer ein Gewehr genommen und ihm den Gewehrkolben über den Schädel gezogen. Dann musste Stavros zu Boden gegangen und aufgrund seiner Verletzung eine Zeit bewusstlos gewesen sein.

„Es ist eine schreckliche Zeit, in der wir leben. Man ist sich seiner eigenen Haut nicht mehr sicher“, klagte Anna, die Frau des Verwundeten.

„Ja, das ist wahr“, stimmte Giorgios zu, „von allen Seiten sind wir Griechen bedroht.“

„Ich denke, das hängt alles mit dem Kloster zusammen“, warf nun Stelios ein.

„Was? Du redest von Agios Loukas?“, runzelte Konstantinos die Stirn.

„Naja, die Partisanen haben sich ins Kloster verschanzt“, war sich Stelios sicher.

Nur eine halbe Stunde entfernt, am Ende des Pigadakia-Tales, lag das bekannte Kloster. In den letzten Jahren war die Zahl der Mönche geschrumpft, aber die Leute in den Dörfern hatten immer Respekt für die Klosterbrüder. Und immer mehr Menschen waren davon überzeugt, dass die Rebellen nun im früheren Kloster hausten.

„Was ist aus den Mönchen geworden?“, stellte Konstantinos nun die Frage, die insgeheim jeden beschäftigte.

„Sie sind wahrscheinlich in der Zwischenzeit alle vertrieben worden“, mutmaßte Stelios.

„Warum ist dann keiner bei uns aufgekreuzt?“, zeigte sich Konstantinos skeptisch.

„Ich vermute auch, dass viele von ihnen jetzt nicht mehr leben“, mischte sich nun auch Alexis in die Unterhaltung ein.

Keiner getraute sich mehr etwas zu sagen. Betroffen blickte ein jeder in die Runde. Es gab ohnehin die wildesten Spekulationen über die Vorgänge im Kloster und darüber, was die Partisanen dort alles angestellt hätten.

„Nehmt euch zu essen!“, brach die Frau des Hauses nun das Schweigen und setzte dann fort, „Unser Leben ist ganz in Gottes Hand.“

„Da hast du wohl recht“, stimmte Giorgios zu und nahm sich etwas vom Brot, das vermutlich gerade am Vortag gebacken worden war.

Auch die anderen begannen nun zu essen und waren froh darüber, dass genug für alle da war. Während des Essens wechselte das Gesprächsthema von den lokalen Vorgängen zu den weltpolitischen.

„Ich weiß jetzt nicht genau, was die anderen wissen. Also, habt ihr schon gehört, dass Mussolini verhaftet worden ist“, warf nun Stelios ein, der immer wieder wichtige Informationen von seinem Onkel Vassilis bekam, der in Philokastro bei einem Gashändler arbeitete.

„Ich hab gehört, dass das passiert ist. Das war im Juli. Aber ich weiß nicht, wie das zugegangen ist“, verzog Giorgios den Mund und hob die Schultern.

„Naja, ich weiß nicht, wie man das nennen soll. Aber der Faschistische Rat hat sich praktisch vom Duce losgesagt. Die Unterstützung entzogen. Naja, gestürzt eben!“, brachte sich Alexis in die

Unterhaltung ein und fuchtelte mit den Händen durch die Luft. Seine Augen blickten nach oben, als suchten sie etwas in seinen Gehirnwindungen. „Und dann hat es nicht mehr viel gebraucht. Einen Tag später hat der italienische König angeordnet, dass Mussolini verhaftet werden soll. Dann ist alles ganz schnell gegangen“, berichtete Alexis, der immer wieder Neuigkeiten von seinem Cousin Sotiris erfuhr.

„Eigentlich eine schöne Sache“, hellte sich das Gesicht von Giorgios auf. „Also, einer von den beiden Führern ist schon weg“, fasste Giorgios Mut.

„Ihn wird noch seine gerechte Strafe treffen“, gab Stelios zu bedenken.

„Wie auch immer das ausgehen wird. Aber es ist wenigstens eine positive Entwicklung“, zeigte sich nun auch Konstantinos ermutigt.

„Und das von letzter Woche, habt ihr das auch gehört?“, wollte Stelios nun wissen.

„Ja, ich glaube das mit Komeno haben alle gehört“, versuchte Alexis auch für die anderen zu sprechen, während er in die Runde schaute. Alle nickten.

„Das mit dem Massaker der Deutschen, schrecklich! Ein Dorf, ähnlich wie unseres, einfach ausgelöscht. Nicht einmal dreihundert Kilometer von uns entfernt“, zeigte sich Giorgios betroffen. Nachdem er einer der Älteren in der Runde war, getraute er sich auch mehr zu sprechen. Bei diesem ernsthaften Thema aber schnürte es ihm beinahe die Kehle zu.

„Das ist so als ob ein Kind von dir etwas Böses tut, und das andere Kind bekommt die Strafe“, schüttelte Konstantinos den Kopf. „So etwas geht mir nicht in den Schädel!“

„Ja, ich stimme zu. Eine grauenvolle Sache“, meldete sich Stelios nun wieder zu Wort.

„Aber ich hatte eigentlich etwas anderes gemeint. Ich weiß nicht ob ihr schon gehört habt, dass die Alliierten nun in Sizilien angekommen sind. Sie haben Sizilien in ihrer Hand und haben die Deutschen und Italiener komplett rausgeschmissen“, erklärte Stelios.

„Entschuldigt bitte, wenn ich das frage, aber wer sind denn nun genau die Alliierten? Ich hab‘ das immer noch nicht so ganz verstanden“, gab Giorgios stirnrunzelnd zu.

„Aber nein, das ist eine sehr gute Frage. Denn das ändert sich ja auch immer wieder!“, versuchte Alexis Giorgios den Rücken zu stärken.

„In diesem Fall sind es Briten und Amerikaner“, stellte Stelios fest. „Ich denke, das ist ein großer Schlag. Es zeigt, dass es nicht unmöglich sein wird, die Deutschen zu besiegen.“

Die meisten der Männer nickten, alle waren nachdenklich in Anbetracht der vielen Ereignisse. Wieder kehrte ein wenig Ruhe in der Runde ein, und jeder kaute an seinem Essen.

„Diese Italiener, mir ist wirklich nicht klar, was die für ein Spiel spielen“, platzte es nun aus Konstantinos heraus.

„Das ist in der Tat ein Rätsel“, meinte Alexis und dachte kurz über die Frage nach, als er eine Olive verdrückte.

„Offiziell heißt es, dass sie nun als Verbündete auf der Seite der Deutschen kämpfen. Aber ich kann mir vorstellen, dass sie etwas mit den Alliierten gemeinsam planen. Es würde mich nicht wundern, wenn die schon verhandeln. Die haben doch gute Verbindungen.“

„Anna, hab Dank für das gute Essen“, erhob sich Alexis als Erster.

„Aber ich bitte dich, ich habe zu danken“, sagte die Frau und schüttelte die Hand des Arztes.

„Sei nicht beunruhigt, wenn Stavros heute in der Nacht anfiebert“, gab Alexis zu bedenken. „Die Wunde war ziemlich verschmutzt. Wenn er nur ein wenig fiebert, dann musst du nichts weiter tun. Wenn er aber hoch fiebert, dann mach es so wie immer. Nimm zwei Handtücher, tauche sie in Essig und Wasser und wickle sie ihm um die Füße.“

„Wie kann ich dir nur für alles danken“, zeigte sich die Frau beschämt, weil Alexis sich als so fürsorglich erwies.

„Übermorgen komme ich noch einmal vorbei. Ich muss mir die Wunde noch einmal ansehen. Hoffentlich wird sie nicht eitrig“, meinte Alexis, als er in der Tür stand.

„Nimm einen großen Krug Olivenöl mit, den könnt ihr sicher gut gebrauchen“, zeigte sich Anna

Panastopoulos erkenntlich.

Auch die anderen Männer wandten sich zum Gehen. Als Alexis das kleine Dorf verließ, standen die Männer noch mit Anna in der Tür und redeten miteinander. Gerne hätte er gewusst, was sie noch austauschten. Bald würden sie aufbrechen und wieder zu ihren Dörfern zurückkehren. Aber alle hatte nun eine Angst vor den Partisanen ergriffen, die sie nicht so schnell wieder loslassen würde.

VISITEN

Für den Mittwoch hatte Alexis vereinbart, eine Visite in einem weiteren Ort zu machen, und zwar in Gialomenou. Diese Tätigkeit spielte sich ähnlich ab wie in Oreos. Die kranken Menschen finden sich in einem Kaffeehaus ein und sind damit schon einmal gut gelaunt. Ein *kaffeneion* bietet sicherlich eine bessere Grundlage für eine Konversation als der schnöde Warteraum eines Arztes. Die Gespräche gehen bei unbedeutenden Krankheiten los und erstrecken sich bis zu den aktuellen Ereignissen in der Gegend und dem üblichen Dorfklatsch.

Somit waren es nicht nur körperliche Symptome, die den Ausschlag gaben, bei einer Visite zu erscheinen, sondern zum Teil wollten die Menschen einfach Neues erfahren. Und durch die freundliche Atmosphäre im *kaffeneion* wurde meist auch das unnötige Jammern hintangehalten.

Nicht selten fischte Alexis auch Leute unter den Wartenden heraus, denen körperlich rein gar nichts fehlte. Sie suchten einfach die Geselligkeit. Alexis hatte sich aber nie an solchen Dingen gestoßen, seine ärztliche Tätigkeit wurde dadurch in keiner Weise ins Lächerliche gezogen. Ganz im Gegenteil. Alexis war bekannt dafür, auch jemandem geradeheraus ins Gesicht zu sagen: „Dir fehlt gar nichts. Geh wieder heim." Denn so konnte der junge Mediziner sowohl seine Menschenkenntnis als auch seine diagnostischen Fähigkeiten unter Beweis stellen.

Zoe hatte diese Visiten immer wieder salopp als „Kaffeehausrunden" bezeichnet, was Alexis ebenfalls nicht weiter störte. Er schätzte es, dass seine Frau über einen gesunden Humor verfügte. Und er wusste, dass ihr auch klar war, dass dies eine geeignete Möglichkeit war, um als Arzt ein paar Drachmen zu verdienen. Außerdem wurde die Versorgung der Menschen in der Region so auf unkomplizierte Art und Weise gelöst.

Heute wusste Alexis, dass er wirklich spät dran sein würde. Die Patienten fanden sich jeweils um zehn ein. Aber üblicherweise würden die Gespräche mit dem Arzt irgendwann zwischen zehn und elf Uhr beginnen. Heute würde er weit nach elf kommen. Aber er wusste auch, dass dies für die Wartenden kein Problem war. Zeit war in diesen Tagen in den Bergen von Korinth so ziemlich das Einzige, wovon jeder reichlich hatte. Es war nur so, dass es Alexis selbst störte, denn er wollte immer Wort halten.

Von Manatika über Panoules brauchte er etwa eine Stunde bis Trikafalia. Und dann eine weitere halbe Stunde bis Gialomenou. Als er dort ankam, begrüßten ihn die Leute herzlich, ja beinahe überschwänglich. Wo er denn gewesen sei, wollten die Leute neugierig wissen. Aber Alexis gab sich wortkarg, er wollte seine Schweigepflicht nicht verletzen. So etwas könnte sich rächen.

„Bin noch aufgehalten worden“, murmelte er etwas in sich hinein, als er ins *kaffeneion* schlurfte. Irgendwie waren ihm auf dem Pferd alle Glieder eingeschlafen und mussten erst mal wieder in Schwung kommen.

„Gib mir doch gleich ein großes Glas mit Wasser“, rief er zu Christos hinüber, der an der Theke stand. Christos hatte früher in Lavrio in einem Bergwerk gearbeitet, weil er sich etwas verdienen wollte, eine „Existenz gründen“. Dabei wäre seine Existenz um ein Haar draufgegangen, die Arbeit in den Minen war sehr gefährlich. Zu dieser Zeit wurde dort kein Silber mehr abgebaut, wie in den großen Tagen. Die Arbeiter holten Blei heraus und nicht wenige litten unter Vergiftungen. Aber am schlimmsten waren die Einstürze, dabei starben auch immer wieder Kumpels.

Jedenfalls war Christos jetzt heilfroh, dass er ein *kaffeneion* besaß. Nebenbei konnte er sehr geschickt mit Holz und Metallen umgehen und hatte immer genug zu tun. Und da er viele Fähigkeiten besaß, war Christos ein geachteter Mann.

Alexis wollte gerade die Menschen rausschicken, denn es war an der Zeit, einen alten Mann mit dem Stethoskop abzuhören, der nun schon seit drei Monaten hustete. Just in diesem Moment erschien eine junge Frau mit einem kleinen Kind. Irgendetwas musste da passiert sein. Das Kind weinte und die Frau war auch kurz davor gleich loszuheulen. So entschloss sich Alexis kurzerhand, den alten Theofanis und alle anderen vor die Tür zu bitten, um sich dem Problem der Frau zu widmen.

„Komm, setzt euch hier auf den Stuhl und dann erzählst du alles der Reihe nach“, versuchte Alexis die Frau zu beruhigen. „Wie heißt du denn eigentlich?“

„Ich bin Athina Papadopoulos, die Frau des Bäckers“, rutschte die junge Frau nervös auf ihrem Sessel hin und her.

„Und das ist wohl deine kleine Tochter?“ Alexis versuchte, die Spannung ein wenig abzubauen. Tatsächlich huschte ein kurzes Lächeln über ihre Lippen, als sie den Irrtum aufklärte.

„Nein, das ist mein Sohn Panagiotis“, erklärte sie und versuchte den Kleinen zu beruhigen. „Mein Vater und mein Großvater hießen auch Panagiotis. Und mein Mann war einverstanden“, holte sie jetzt sogar ein bisschen weiter aus. Auch jetzt lächelte sie ganz kurz, aber dann verspannte sich ihr Gesicht gleich wieder.

„Und was ist passiert mit dem kleinen Panagiotis? Der hält sich den linken Arm so fest an seine Brust“, hatte Alexis bereits beobachtet.

„Naja, es war so“, begann die Frau verlegen ihre Geschichte zu erzählen. „Wir waren gerade vorher zuhause. Ich hatte den Kleinen, er ist eineinhalb Jahre, auf meinem Schoß sitzen. Und wie man es als Mutter so macht, halte ich seine kleinen Händchen fest und lasse ihn immer wieder weit zurück, um ihn dann schnell hochzuziehen. Das macht ihm unheimlichen Spaß. Er kichert dann ganz vergnügt. Aber dann plötzlich, tat es ihm so weh, er weinte. Und jetzt habe ich Angst, dass ich ihm etwas gebrochen habe.“ Jetzt konnte sich die Frau nicht mehr beherrschen und begann zu schluchzen.

„Das glaube ich nicht!“, platzte es da aus Alexis heraus, beinahe vergnügt erschien er plötzlich.

„Ich glaube, da ist nur am Ellbogen etwas ausgerenkt. Man kann das ganz leicht wieder zurückdrücken“, meinte Alexis, als er sich daran machte, das Kind vorsichtig zu untersuchen.

„Aber siehst du nicht, dass die Schmerzen am Handgelenk sind. Das hält er immer fest.“ Die Frau wischte sich ihre Tränen aus dem Gesicht.

Das Kind weinte plötzlich nicht mehr und sah ihn aus unerfindlichen Gründen mit großen Augen an. Alexis hielt mit einer Hand das Ellbogengelenk des Kindes und mit der anderen Hand übte er einen Zug an der Hand aus. Dann drehte er die Handfläche, die nach unten zeigte, langsam nach oben. Und schließlich drückte er das kleine Händchen in Richtung der Schulter des Kindes. Innerhalb weniger Minuten konnte das Kind den Arm wieder bewegen und begann auch gleich, am Boden herumzurutschen und das Terrain zu erkunden.

Athina war erstaunt. So etwas hatte sie noch nie gesehen. Gerade noch hatte sie geglaubt, es sei etwas gebrochen und jetzt konnte ihr kleiner Sohn seinen Arm wieder ohne Probleme bewegen.

Alexis hatte diese nicht seltene Erkrankung fast schon etwas liebgewonnen, als er noch in Athen arbeitete. Denn – wenn sich bei einem Kind das Speichenköpfchen aus dem Band löste, das es umschließt, dann konnte man mit diesem einfachen Manöver das Köpfchen der Speiche wieder an seinen Platz bringen. Er erinnerte sich, dass seine Kollegen in der Klinik diese Situation als „Pronatio dolorosa“ bezeichneten.

„Wie kann ich dir nur danken?“, wollte die Frau nun wissen.

Das war allerdings eine schwierige Frage, was sollte man schon zur Antwort geben.

„Das ist schon in Ordnung“, meinte Alexis, „es ist ja schon wieder alles vorbei“, versuchte er auf die kurze Zeit der Behandlung anzuspielen.

„Ich habe meine Tasche vergessen, weil ich so aufgeregt war. Aber ich kann dir nächste Woche etwas bringen“, meinte die Frau, die nun merkte, wie die Anspannung nachließ.

„Aber nein, lass nur“, wiederholte sich Alexis.

Bald konnte er fortfahren mit den verschiedenen Fällen und Krankheiten, mit Verstauchungen und schlecht heilenden Wunden. Nicht nur der Krieg, auch die karge Ernährung hatte ihre Spuren hinterlassen. Alexis hatte bereits etwas über diese Inhaltsstoffe in der Nahrung gehört, die man zu sich nehmen muss, um nicht zu erkranken. Ein polnischer Forscher hatte diese essenziellen Substanzen dann als Vitamine bezeichnet. Und so empfahl Alexis zum Beispiel bei schlechter Wundheilung viel Obst und auch Gemüse zu essen.

Fall um Fall war Alexis beschäftigt und

konzentriert. Er versuchte sich hineinzudenken in das Leben der Menschen, ihre Nöte, ihre Leiden. Selbst bei ganz normalen Krankheitsbildern brütete er über den Patienten und grübelte, ob er nicht vielleicht einen wichtigen Aspekt übersehen hatte, ob er vielleicht einen Auslöser finden würde. Es lag auf der Hand. Alexis war ein sehr gründlicher Arzt.

Alexis Tsakas war bestrebt, alles für die Menschen ein bisschen einfacher zu machen. Deswegen fiel es ihm auch nicht leicht, etwas für seine Tätigkeit zu bekommen. Tatsächlich bereitete es ihm Mühe, dass für die Patienten Kosten entstanden. Er war ein Idealist.

Aber was er bei seiner Tätigkeit nur selten bemerkt hatte, war dieses Gefühl, dass er sich gar nicht wirklich in dieser Situation befand. Als würde alles wie ein Film abgespielt werden, als sei er nur ein Zuschauer.

Am besten würde er jetzt etwas zu sich nehmen. Vielleicht war er ja nur müde. Alexis trank den starken Kaffee, den ihm Christos hingestellt hatte.

„Christos, das ist guter Kaffee! Der hat mich jetzt wieder aufgerichtet“, lobte Alexis den Kaffeehausbesitzer.

Christos wusste, wie sehr Alexis Kaffee mochte. Er nahm immer ganz feines Kaffeepulver. Ganz am Anfang kam klares Wasser aus dem Brunnen in das Briki, das kleine Kupferkännchen. Dann wurden Kaffeepulver und Zucker im Wasser aufgekocht, aber nur so lange, bis es an der Oberfläche ein bisschen schäumte. Der Kaffee durfte natürlich nicht wirklich gekocht werden. Und schließlich kam der heiße Mokka in eine möglichst dicke Tasse, damit er nicht so schnell auskühlen würde. So schätzte man den Kaffee. Und so wurde er seit Jahrhunderten zubereitet. Und so mochte ihn auch Alexis.

Er war in Gedanken versunken, als er seinen Kaffee schlürfte. Die Patienten waren schon alle gegangen, nur der Arzt saß noch da, als Christos den Besen nahm und den Raum kehrte. Jetzt kam ihm wieder alles ganz normal vor.

Alexis blickte um sich, er hatte gar nicht bemerkt, dass alle schon gegangen waren. Nur zwei alte Männer hockten in einer Ecke an einem kleinen Tisch, ganz in ihr Backgammon-Spiel vertieft. Ab und zu blickte einer der beiden aus dem Fenster.

Wortlos verließ Alexis das *kaffeneion* und schickte sich an, den Heimweg anzutreten. Als er bereits die Zügel in der Hand, hatte fiel ihm plötzlich Chrysoula ein. Alexis hatte bei ihr vor zwei Wochen mehrere Tumore im Bauchraum festgestellt. Sie hatten nach dem Arzt gerufen, weil Chrysoula immer weniger essen konnte. Er hatte den Bauch der Frau abgetastet, als er zu ihr gerufen worden war. Und dann hatte Alexis gar nichts mehr gesagt. Chrysoula und auch ihr Mann konnten an seinem versteinerten Gesichtsausdruck ablesen, was los war. Für eine Operation war es bereits viel zu spät, egal welchen Ursprung diese Gewächse hatten. Dann setzte sich Alexis in Ruhe mit den beiden hin und erklärte, was in nächster Zeit auf sie zukommen würde und was zu tun wäre. Im Prinzip gab es aber einzig und allein die

Möglichkeit, ihre Schmerzen zu lindern.

Am Wochenende hatte er Chrysoula besucht. Jetzt war es wieder an der Zeit, nach dem Rechten zu sehen. Er scheute den Besuch, denn er wusste, dass er nicht viel tun konnte. Es war als würde er ins Haus des Todes gehen.

Aber schließlich, so sagte er sich selbst, sei es doch wichtig, zu ihr zu gehen, sie nicht im Stich zu lassen. Und so lenkte er sein Pferd in Richtung Kapsos. Dieser kleine Ort lag ebenfalls in der Panakastris-Ebene und war etwa eine dreiviertel Stunde von seinem Heimatort entfernt.

Seine Stute schritt gemächlich dahin und der Weg war staubig und heiß. Alexis nahm ab und zu einen Schluck Wasser aus der Feldflasche und schließlich passierten sie auch ein kleines Rinnsal in der Nähe eines Dorfes. Dort legte sein Pferd eine kleine Pause ein und trank begierig. Sein Pferd hatte diese Entscheidung selbständig getroffen, aber sowohl Pferd als auch Reiter war klar, dass diese Rast jetzt außer Frage stand. Die Stute labte sich an jedem Schluck Wasser und setzte sich wieder in Bewegung, als Alexis mit der Zunge schnalzte.

Als sie den Ort verließen, kamen sie an einem einsamen Haus vorbei. Zu seiner Beunruhigung vernahm Alexis lautes Gebell und ein großer schwarzer Hund näherte sich den beiden. Das Pferd blieb gelassen und setzte seinen Weg nahezu unbeirrt fort. Der Hund erschien Alexis recht mächtig, er mochte wohl siebzig oder achtzig Kilo gewogen haben, und sein Gebiss hätte auch einem kleinen

Bären gut gestanden.

„Wie können sich die Leute das leisten, einen so großen Hund zu ernähren?“ wunderte sich Alexis als er weiterritt. Insgeheim war er froh, dass sein Pferd nicht gescheut hatte.

Bald erreichten sie Kapsos und wandten sich dem Haus der Familie Damianidis zu. Apostolos begrüßte den Arzt bereits im Garten und begleitete ihn. Man sah ihm an, dass er höchst besorgt um seine Frau war. Seine Augen waren rot und verschwollen, so als ob er gerade geweint hätte. Die beiden Männer unterhielten sich im Gehen in vertrauter Weise, beinahe wie alte Freunde.

Chrysoula befand sich in einem Dämmerzustand. Apostolos hatte an diesem Vormittag schon öfters versucht gehabt, sich ihr mitzuteilen, jedoch vergebens. Die Atmung war schwer und viel zu regelmäßig, ihre Lungen arbeiteten wie Maschinen. Alexis vermutete, dass sich die Krankheit bereits ins Nervensystem ausgebreitet hatte. Dieses Leiden schien schneller fortzuschreiten, als er gedacht hatte. Wenn das so weiterging, dann würden die Absiedlungen innerhalb von wenigen Tagen auf das Atemzentrum drücken und Chrysoulas Leben zu Ende gehen.

Es war an der Zeit, den Ehemann nicht weiter im Unklaren zu lassen. Also setzte sich Alexis mit Apostolos in die Küche und bat um etwas zu trinken. Er ließ sich die ganze Geschichte mit den verschiedenen Anzeichen noch einmal erzählen und erforschte genau, wie der ganze Sommer verlaufen war. Vielleicht würde er doch irgendeinen Hinweis bekommen, den man als erstes Symptom werten könnte. Apostolos holte weit aus und beschrieb herzergreifende Stationen aus ihrem gemeinsamen Leben, aus ihrer Ehe und vieles mehr. Apostolos und Chrysoula schienen eine gute Ehe zu führen. Schließlich gelang es Alexis doch einzuhaken, um dem Mann reinen Wein einzuschenken.

„Deine Frau wird bald sterben", sagte er nun geradeheraus. Apostolos blieb der Mund offen, er hatte nicht damit gerechnet, dass es so schnell gehen würde.

„Wieso glaubst du das?", wollte der Mann nun wissen.

„Weißt du, diese Atmung nehmen Menschen an, die meist nicht mehr lange zu leben haben", rückte Alexis mit der Wahrheit heraus.

Er wusste, dass Menschen die Dinge oft verdrängen, wenn es um den Tod geht, und dass man vielleicht immer wieder die gleichen Sachen erzählen muss. Die Leute schauen einen dann an, als ob sie die ganze Geschichte zum ersten Mal hören würden.

„Und du glaubst, dass es Krebs sein könnte?", fragte Apostolos nun erstaunt und verzog die Stirn. Genau das war es, was Alexis immer wieder zum Staunen brachte. Ein Angehöriger oder auch ein Krebskranker stellt doch immer wieder die gleichen Fragen. So als hätte man noch nie über die Bösartigkeit der Erkrankung gesprochen. Es hatte keinen Sinn, jetzt ungeduldig zu werden und darauf hinzuweisen, dass man schon mehrere Male über den Krebs gesprochen hatte.

„Ja leider!“, versuchte Alexis dem Mann ein wenig Zeit zu geben, um seine Gedanken zu entwickeln. „Es handelt sich tatsächlich um eine Krebserkrankung. Deine Frau wird nicht mehr gesund werden. Das sind die traurigen Tatsachen.“

„Wie lange hat sie noch?“, zeigte sich Apostolos nun realistisch.

„Wenige Tage“, versuchte Alexis die Situation nicht zu beschönigen.

Diese Nachricht traf den Mann nun wie ein Schlag. Einige Minuten saßen sie so nebeneinander da und Apostolos starrte ins Leere. Viele Dinge gingen ihm jetzt durch den Kopf. Wie würde er wohl ohne seine Frau zurechtkommen? Ohne ihre praktische Hilfe? Ohne ihre ermunternden Worte? Ohne sie an seiner Seite?

Alexis beobachtete die kranke Frau sorgfältig, als er neben ihrem Bett saß. Aus ihrer Mimik konnte er erkennen, dass sie unter heftigen Schmerzen litt. Mit der jetzigen modernen Medizin musste das aber nicht so sein. Mittlerweile verfügte man über Schmerzmittel, die selbst die ärgste Pein lindern konnten.

„Schau, Apostolos, ich habe hier Morphiumtabletten. Die kannst du deiner Frau regelmäßig geben. Wenn du sie genau beobachtest, dann wirst du bemerken, dass sie unter Schmerzen leidet. Das hier sind wenige Tabletten, die reichen nur bis morgen.

Aber ich schreibe dir noch ein Rezept, dann kannst du in Eklipides noch genügend Morphium besorgen, damit deine Frau das Wochenende gut übersteht“, wies Alexis den Mann genau an.

Zumindest das war eine kleine positive Auswirkung des zweiten Weltkriegs. Morphium war überall im Umlauf, denn es gab andauernd Verletzte, die unter höllischen Schmerzen litten und dringend Linderung brauchten, und Schlafmohn wurde am Balkan schon seit Jahrtausenden angebaut. Durch Anritzen der grünen Kapseln entweicht der Milchsaft und kann dann, eingetrocknet wie eine braune Kruste, von der Kapsel abgeschabt werden. In diesem Rohopium findet man viele verschiedene Substanzen. Das Morphium kann aus dem Opium extrahiert werden. Morphium war ein herrliches Schmerzmittel, mit dem man auch den stärksten Schmerzen Herr werden konnte. Alexis schätzte es sehr, dass die Forschung bereits so weit fortgeschritten war, um solche unerlässlichen Substanzen zur Verfügung zu stellen. Zudem waren diese Medikamente nicht einmal teuer.

„Wie wird es weitergehen, ohne meine Frau?“, meinte der Mann nun entgeistert.

„Hast du Familie? Ich meine, habt ihr Kinder?“, wollte Alexis wissen.

„Ja, natürlich, wir haben drei erwachsene Kinder. Aber die sind ja alle mit ihren eigenen Familien beschäftigt. Die haben es auch nicht immer leicht“, war Apostolos fassungslos.

„Nun, sie werden dir zur Seite stehen müssen. Es kommen jetzt viele Veränderungen in deinem Leben“, versuchte Alexis anzudeuten.

„Aber, sie ist doch gar nicht vorbereitet auf das Sterben“, wand der verzweifelte Mann nun ein.

„Das mag wohl sein. Weißt du was? Wenn du jetzt mit ihr redest, dann hast du das Gefühl, sie kann dir gar nicht zuhören. Aber wahrscheinlich sind ihre Sinne ganz offen, auch wenn es nicht danach aussieht!“, versuchte Alexis den Mann zu ermuntern. Jetzt hatte Alexis das Gefühl, er sei schon Arzt und Priester in einer Person.

„Rede mit ihr. Sag ihr alles was auf deinem Herzen ist. Sei ganz offen mit ihr. Verschweige nichts. Vielleicht sind es auch Dinge, die du ihr schon vor langer Zeit hättest sagen sollen. Jetzt hast du noch die Gelegenheit dazu. Denn dann kommt der Tod. Der Tod ist die Trennung. Er trennt uns Menschen voneinander. Sag ihr alles, was du auf dem Herzen hast!“, schärfte Alexis dem Mann ein.

„Meinst du, wir sollen einen Priester rufen?“, fragte der Mann nach.

„Natürlich braucht ihr den Priester. Lass ihn holen. Er wird ihr die Salbung geben“, redete Alexis dem Mann zu.

Eine ganze Weile blieb Alexis noch bei den Damianidis. Er merkte auch, dass Apostolos eine Distanz zu seiner Frau aufgebaut hatte. Irgendwie war die Krankheit für ihn furchteinflößend. Er fragte auch, ob Krebs ansteckend sei, was Alexis eindeutig verneinen konnte.

Schließlich nahm der Arzt die unbeholfene Hand des Mannes und zog ihn Richtung Bett. Er legte seine Hand auf die Hand seiner kranken Frau. Dann brachte er ihm einen Stuhl und wies ihn an, neben seiner Frau Platz zu nehmen.

„Ich komme am Wochenende wieder bei euch vorbei“, sagte Alexis noch beim Hinausgehen. Aber Apostolos antwortete ihm nichts. Der Mann war gerade ganz und gar für seine Frau da. Zufrieden darüber verließ Alexis das Haus.

Alexis machte sich auf den Weg. Die Sonne hatte den Zenit bereits überschritten und eine brütende Hitze hatte sich über die Ebene gelegt. Erst gegen sechs Uhr würde die Temperatur sinken. Jetzt war es halb drei, wie Alexis auf seiner Armbanduhr sah. Als er auf die Uhr blickte fiel ihm die Geschichte ein, wie er vor zwei Jahren zu der Uhr gekommen war. Er hatte sie damals von einem frischgebackenen Vater bekommen, als Alexis bei der Geburt des ersten Kindes geholfen hatte. Nach einer normalen Geburt hatte die Frau recht stark geblutet. Zum Glück war Alexis nicht weit von Evrokalo entfernt und sie hatten ihn geholt. Es war eine dramatische Sache, denn um ein Haar wäre die Frau verblutet. Als er damals ankam, war die Blutung schon schwächer geworden, weil auch der Blutdruck stark abgefallen war. Schnell erkannte Alexis, dass die Frau eine Geburtsverletzung erlitten hatte. Und dass er keine Zeit verlieren durfte. In wenigen Minuten hatte er die blutende Stelle gefunden und auch gleich mit einigen Nähten versorgt. Die Frau brauchte allerdings drei

Wochen, bis sie wieder ohne Hilfe aufstehen konnte, so tief war ihr Blutbild gesunken. Anfangs war sie weiß wie eine Wand zu Ostern. Die ersten zwei Tage hatte sie noch dazu hohes Fieber. Jedenfalls war der Ehemann der jungen Mutter, als schließlich alles gut ausgegangen war, so dankbar, dass er Alexis die Uhr als Geschenk überreichte. Alexis hatte eine Weile nachgedacht, ob er so ein Geschenk überhaupt annehmen könne.

Aber der Mann hatte Alexis beruhigt und ihm versichert, dass er selbst die Uhr geschenkt bekommen hatte. Der Wert der Uhr sei also nicht einmal zu eruieren. Sie hatte ein Stahlgehäuse, arabische Ziffern, zwei Zeiger und noch extra einen Sekundenzeiger. Eigentlich sah sie recht normal und durchschnittlich aus. Das würde natürlich sehr praktisch sein mit dem Sekundenzeiger, denn er könnte auch den Puls bei Patienten messen. Schließlich hatte Alexis eingewilligt und die Uhr dankbar angenommen.

Alexis entschloss sich, ganz langsam zu reiten, um innerlich ruhig zu werden. Das würde auch besser für seine Familie sein, wenn er nicht aufgewühlt nach Hause kommen würde. Als er ritt, begann er in seinen Gedanken zu kramen, was noch zu tun wäre. Aber ihm fiel nichts Besonderes ein, also machte er sich Gedanken, wie wohl der Abend verlaufen würde. Alexis hatte im Sattel seine Feldflasche in der Hand und nippte immer wieder daran. Er wusste, dass ihn das beruhigte. Seine Stute bahnte sich unbeirrt den Weg in Richtung Katominio. Jeder Huftritt wirbelte Staub auf und das monotone Hin-und-her-Schaukeln verstärkte die Müdigkeit, die Alexis fast aus dem

Sattel gleiten ließ. Umso größer war die Erleichterung, als der Lanidispass hinter ihm lag und er in der Ferne bereits sein Heimatdorf erblickte. Jetzt würde er nur mehr eine Viertelstunde brauchen und dann könnte er absitzen.

Als Alexis sein Zuhause erreicht hatte, war seine Familie gerade nicht da. Wahrscheinlich war Zoe mit den Kindern nur kurz zu den Nachbarn gegangen um ein wenig zu plaudern. Er entschloss sich, die Zeit zu verwenden, um ein wenig auszuruhen. Eine Stunde Schlaf würde jetzt genau das Richtige sein. Dann könnte er um fünf wieder aufstehen und den restlichen Tag noch gut nutzen. Tatsächlich fiel er sofort in einen Schlaf, als er sich in der Küche auf die Bank legte, auf der sonst meist die Kinder ausruhten.

Zoe weckte ihren Mann, als es fünf war, damit er aufstand. Alexis war guten Mutes, weil alles gut verlaufen war und er wieder heil zuhause angekommen war. Bald kletterten die Kinder auf ihrem Papa herum und ließen ihm kaum noch Luft zum Atmen. Alexis genoss die Zeit mit der Familie und erkundigte sich nach den Essensplänen. Als Überbrückung würde er noch einen Kaffee nehmen. Er machte das Feuer im Ofen und setzte Kaffee auf, der schon bald fertig war. Während Alexis immer wieder am Kaffee nippte, sah er den beiden Kindern beim Mutter-Kind-Spielen zu. Der kleine Angelos hatte schon verstanden, was es heißt, das Kind zu spielen, und tat so, als würde er von der Brust seiner Schwester Elena trinken.

Alexis fühlte sich erleichtert und war dankbar, dass er eine junge und gesunde Familie hatte und dass er die Familie auch mit seinem Beruf ernähren und versorgen konnte. Heute abends war er nicht nur zuhause, sondern er war auch mit seinen Gedanken zuhause. Allzu oft schwirrten ihm die Schicksale seiner Patienten auch in den Abendstunden durch den Kopf.

Etwas später bereitete Zoe etwas zu essen, als sich die Hitze des Tages wieder gelegt hatte. Der Himmel war bereits verfärbt wie eine Blutorange und am Horizont gerade noch ein bisschen Licht erkennbar, als sie zu essen begannen.

Schließlich waren die Kinder zu Bett gegangen. Alexis saß mit Zoe im kleinen Hof ihres Hauses auf Strohmattenstühlen vor der Küche. Anfangs sprachen beide fast nichts. Immer wieder blickten sie fasziniert zum Sternenhimmel. Im August konnte man eine Menge an Sternschnuppen beobachten.

Schließlich begann Alexis, von den Erlebnissen seines langen Tages zu erzählen. Normalerweise vermied er es, von seinen Patienten oder Behandlungen zu sprechen. Aber nachdem er das zweite Glas Wein getrunken hatte, löste sich seine Zunge ein wenig und in beinahe humoristischer Weise gab er die Ereignisse des vergangenen Tages zum Besten.

„Und dann hatte der alte Theofanis sein Hemd schon aufgeknöpft und er streckte gerade seine Brust heraus, als ich ihn rausschicken musste“, gackerte Alexis und hatte mächtigen Spaß, als er sich an die heutige Kaffeehausvisite erinnerte. Er verzog das Gesicht und versuchte den alten Mann zu imitieren, als der erstaunt und ratlos von einem zum anderen blickte. Mit Entzücken erzählte er auch, wie erschreckt Giorgios reagierte, als er vom Nähen einer Wunde hörte. Zoe amüsierte sich köstlich. Wenn sie lachte, bekam sie immer eine erstaunlich tiefe Stimme. Und Alexis liebte es, wenn er sie zum Lachen bringen konnte. Er fand immer, dass sie lachend noch zehnmal hübscher war. Alexis hätte an diesem Abend auch den Kopf zwischen seine Oberschenkel klemmen können um über die schreckliche Welt zu wehklagen. Aber so hatten sie sicher das Bessere erwählt.

Als Zoe zu Bett gegangen war, wunderte sich Alexis, dass aus der Richtung des *kaffeneions* der Klang von Musik zu hören war. Das war ungewöhnlich, denn normalerweise wurde im Dorf nachts nur an den Wochenenden musiziert. Alexis machte sich auf den Weg, um zu sehen, wer da zusammengekommen war.

Tatsächlich saßen da Andreas und Ilias und spielten auf einer Lyra und einer Bouzouki. Alexis wurde es ganz warm ums Herz bei den schwermütigen Melodien. Fasziniert von den vertrauten Klängen nahm er an einem Tisch Platz. Nachdem er zwei Ouzo getrunken hatte, beeindruckte ihn die Musik noch mehr.

Alexis hatte schon eine Weile so gesessen und gelauscht, da kam Nikolaos zu Alexis herüber und klopfte ihm zur Begrüßung auf die Schulter.

„Schon lange nicht gesehen, Doktor!“, sagte Nikolaos und freute sich, den Arzt hier unverhofft zu treffen.

„Hmh? Ach ja, genau, du bist Nikolaos, der Mann von Despina, entschuldige dass ich dich nicht gleich erkannt habe“, schüttelte Alexis den Kopf. „Wie geht es eurem Baby?“

„Es geht ihm gut und er ist bald ein Jahr alt“, verkündete Nikolaos nicht ohne Stolz.

„Hat denn der Kleine schon einen Namen?“, wollte Alexis wissen.

„Wir werden ihn Thanassis taufen lassen“, stellte Nikolaos mit zufriedener Mine fest.

„Thanassis?“, fragte Alexis erstaunt zurück.

„Ich weiß, was du denkst“, lenkte Nikolaos ein.

Seit einem Jahr hatte Aris Velouchiotis in der Nationalen Volksbefreiungsarmee die militärische Führung übernommen. Sein eigentlicher bürgerlicher Name war Athanasios Klaras. Und der Name Athanasios wurde meist abgekürzt „Thanassis“ ausgesprochen. Es war klar, dass es sich hier bei der Namensgebung um eine Hommage an den Partisanenführer handelte. Noch dazu war der Junge gerade in dem Jahr geboren, als Aris die Führung der Widerstandskämpfer übernommen hatte und erstmals zu Ehren gekommen war. Er war eine Person voller Widersprüche.

„Ich habe ihn einmal selbst kennengelernt. Er ist ein Schurke, aber ein liebenswerter Schurke.“, meinte Nikolaos nun nachdenklich.

„Du kannst dich also mit Aris identifizieren?“, fragte Alexis skeptisch.

„Also schau, du musst doch zugeben, dass unsere politischen Führer total versagt haben. Was sollen wir denn machen? Sollen wir uns einfach unserem Schicksal ergeben und uns heute von den Italienern besetzen lassen, morgen lassen wir uns wieder von den Deutschen die Taschen leeren. Also nein, das bin ich nicht. Und das ist nicht das, was das griechische Volk denkt und fühlt. Wir haben unseren Stolz und wir werden uns nicht einfach wehrlos ergeben!“ Nikolaos schlug mit der geballten Faust auf den Kaffeehaustisch.

Für Alexis´ Geschmack war das etwas zu viel Dramatik. Die Unterhaltung schien in eine Richtung zu gehen, die ihm nicht behagte. Nikolaos war aber nicht der Typ, der so etwas merkte. Also palaverte er weiter und weiter, bestellte zwei Kaffee, ohne Alexis zu fragen, und redete mindestens eine Stunde auf Alexis ein, ohne ihn zu Wort kommen zu lassen.

Alexis konnte mit dem Treiben dieser ruchlosen kommunistischen Rebellen nichts anfangen. Es machte ihm Angst, dass sie sich hier in den Bergen Korinths verschanzt hatten. Nikolaos aber vermittelte den Eindruck, als hätten die Widerstandskämpfer schon große Erfolge erzielt.

„Was denn, die 117. Jägerdivision?“, machte nun Alexis seinem Unmut Luft, „Die wurde ganz normal auf den Peloponnes verlegt. Die Partisanen haben nur einen Lkw-Zug überfallen können. Das war doch so gut wie nichts!“ Er wollte gar nicht erst die Frage stellen, ob denn Nikolaos Verbindungen zu den Partisanen hätte. Insgeheim graute ihm vor der Antwort.

Alexis hatte einen günstigen Zeitpunkt im Gespräch abgewartet und erhob sich schließlich. „Es ist schon halb zwei, ich geh jetzt besser heim. Die Musik hat ja auch schon zu spielen aufgehört. Ich wünsche dir und deiner Frau von Herzen alles Gute. Auch dem Kleinen. Auch wenn er Thanassis heißt", zwinkerte Alexis dem Mann zu.

„Dir auch alles Gute!", erwiderte Nikolaos erstaunt, der noch gerne weiter geplaudert hätte, aber Alexis hatte sich schon in Gang gesetzt. Als er zuhause war, fiel er sogleich ins Bett und war eingeschlafen, noch bevor er sich mit dem Leintuch zugedeckt hatte.

UNTER REBELLEN

Zoe weckte Alexis wie gewohnt, also kurz vor sieben Uhr. Als Alexis sich im Bett aufsetzte, fühlte sich sein Schädel ein wenig matschig an. Gestern war es wohl doch spät geworden. Da half nur kaltes Wasser. Also schlurfte er die Treppe hinunter, stolperte fast über seine Kinder, die natürlich Frühaufsteher waren, und ließ sich Wasser in die große Schüssel laufen. Alexis warf sich das kühle Nass ins Gesicht und wusch den Oberkörper. Dann begab er sich in die Küche, wo er auf seine Frau traf. Zoe manövrierte gerade ein Backblech mit zwei Brotlaiben in den Ofen.

Mehl war in den Kriegsjahren Mangelware geworden, aber zum Glück hatte die Familie Tsakas stets genug davon gehabt. Allerdings muss man dazu sagen, dass jede Familie gelernt hatte, sich mit Brot einzuschränken. Meist war es so, dass Zoe zweimal in der Woche Brot backte.

Das Interessante am Backen war, dass man andauernd neue Ergebnisse erzielte, und so wurde Backen nie langweilig. Selbst wenn man zehn Jahre Erfahrung hatte, konnte man ständig dazu lernen.

Alexis ging seinen kleinen Notizblock mit ein paar

offenen medizinischen Fragen durch. Er hatte es sich angewöhnt, immer mit Bleistift eine Notiz zu machen, wenn er etwas Theoretisches nicht beantworten konnte. In praktischen Fragen war der junge Arzt ohnehin sehr einfallsreich. Die Notizen, die sich während eines Arbeitstages ergaben, wurden dann stets am nächsten Tag vor dem Frühstück abgearbeitet. Am Abend war er immer viel zu müde, um sich zu den Büchern zu setzen. Außerdem gab es meist nicht genügend Licht. Alexis hatte diese Angewohnheit liebgewonnen, denn am Morgen war sein Geist noch frisch und aufnahmefähig. Und wenn er nur geduldig in den Büchern eine Antwort suchte, dann fand er meist auch eine. Laut seiner persönlichen Statistik ließ sich durchschnittlich nur eine von zehn Fragen mithilfe der Bücher nicht klären. Ihm war das immer wieder aufgefallen, denn es waren die Fragen, die er nicht durchstreichen konnte. Diese Probleme waren ihm die allerliebsten, er wälzte sie dann in Gedanken herum. Schließlich schrieb er Briefe nach Athen, um die Fragen mit anderen Kollegen zu diskutieren. Alexis sah diese Vorgehensweise als einzigen Weg, um hier in den Bergen von Korinth fachlich nicht zu vergammeln.

Heute Morgen hatte Alexis drei Fragen abgearbeitet, die er sich tags zuvor selbst gestellt hatte. Jetzt konnte er sich um acht Uhr zufrieden zum Frühstück begeben.

Sofort war Alexis in Stimmung, denn was er da in der Pfanne entdeckte, machte ihn glücklich. Es gab Rührei. Zoe hatte in der Pfanne mit etwas Olivenöl Eier gebraten, die zuvor mit Milch vermischt worden waren. Schließlich hatte sie schwarze Oliven entkernt und in kleine Scheiben geschnitten, um damit das Rührei zu veredeln. Zum Schluss nahm sie Schafskäse und zerbröselte ihn über dem Rührei. Der Geruch ließ Alexis innerlich jubeln.

„Nimm dir Salz und Pfeffer, so wie du es magst“, kommentierte Zoe, als sie ihm den Teller vor die Nase stellte.

„Herr, wir danken dir für deine Gaben“, sprach Alexis freudig und hastig ein Gebet.

„Was hast du heute so vor?“, wollte Zoe wissen, als ihr Mann den Teller schon fast verputzt hatte. Die Kinder waren noch beim Spielen im Hof, essen war nicht gerade ihre Stärke.

Alexis überlegte kurz und meinte dann, dass ihn sein Weg zuerst nach Manatika führen würde.

„Wo ist denn das, um Himmels willen?“, fragte Zoe mit einem Achselzucken.

„Das musst du nicht kennen, sind ja nur ein paar Häuser in der Nähe von Panoules“, klärte er sie auf. „Wir hatten doch den Verletzten vorgestern. Weißt du, und jetzt muss ich wieder nach ihm sehen. Ich bin wirklich sehr gespannt, ob er schon wieder halbwegs auf dem Damm ist. Und ich will wissen, wie es ihm mit der Gehirnerschütterung geht.“

Alexis wäre noch liebend gerne sitzen geblieben und hätte noch einen zweiten Kaffee getrunken, aber er musste aufbrechen.

„Wir sehen uns heute Abend“, rief er zu seiner

Frau und den Kindern als er sich in den Sattel schwang. Zoe hatte ihm Brot in seine Tasche eingepackt, und die Feldflasche war prall mit Wasser gefüllt.

Gerade als Alexis das Dorf verlassen hatte und auf den Weg in Richtung Pigadakia-Tal eingebogen war, da sprangen plötzlich zwei Männer aus dem Gebüsch und stellten sich ihm in den Weg. Alexis bekam einen ordentlichen Schreck. Auch seine Stute war irritiert und reagierte mit Wiehern und Schnauben. Der jüngere der beiden ergriff die Zügel seines Pferdes. Dann musterten sie den Reiter und sagten zuerst nichts.

„Bist du der Arzt“, wollte schließlich der Ältere von beiden wissen.

„Ja, wieso fragt ihr?“

Dann trat wieder eine Pause ein, keiner sagte was. Die beiden Burschen dürften nicht die allerhellsten Köpfe sein, vermutete Alexis von dem, wie sie sich gaben.

„Wir haben einen verletzten Kameraden“, sagte nun wieder der Jüngere. Offensichtlich gaben die Kerle ihre Informationen nur sehr schleppend preis. Der Jüngere redete so, als sei er in Kreta aufgewachsen, fand Alexis. Nachdem die beiden nun schon wieder schwiegen, hatte Alexis die Gelegenheit, die Männer ein wenig zu mustern.

Der Jüngere war groß und schlaksig. Er trug ein grünes Hemd mit großen Brusttaschen, das wohl aus Armeebeständen stammte. Ein breiter Gürtel hielt etliche Patronen und er hatte ein Gewehr geschultert, das auf seinem Rücken baumelte. Seine Hosen waren ihm viel zu weit, und die Lederstiefel alt und abgewetzt. Er hatte kohlrabenschwarze Haare, die in alle Himmelsrichtungen abstanden, und kleine Augen, mit denen er oft blinzelte. Er mochte wohl um die dreißig sein, machte aber einen unbeholfenen Eindruck, so als müsste ihm dauernd jemand unter die Arme greifen.

Der Ältere schien das Sagen zu haben. Er hatte einen kräftigen Körperbau und trug ebenfalls alte Armeekleidung. Sein Schnurrbart war schwarz und kräftig, und an den Enden zugespitzt. Er hatte das Gewehr im Anschlag und zwei Patronengurte um seine Brust geschlungen, die ihm ein martialisches Aussehen verliehen. Auf seinem Kopf trug er ein grünes Armeeschiffchen und an seinem Gürtel baumelte eine Handgranate. Alexis schätzte ihn auf Mitte vierzig und seinem Dialekt nach kam er aus der Gegend hier. Aber Alexis hatte ihn noch nie gesehen.

„Was ist mit eurem Kameraden?“, wollte Alexis nun wissen.

„Er hat eine schwere Verletzung“, meinte der Ältere.

„Was ist passiert?“, hakte Alexis noch einmal nach. Scheinbar musste man den Kerlen alles aus der Nase ziehen.

„Er war in eine Messerstecherei verwickelt. Und gestern abends hat er viel Blut verloren“, vermeldete nun wieder der Ältere mit dem Schnurrbart.

„Bist du der Arzt?“, fragte nun schon wieder der Jüngere.

„Ich habe euch schon gesagt, dass ich der Arzt bin“, begann Alexis nun langsam etwas entnervt zu sein.

„Wie heißt du?“, kam nun die Frage des Anführers.

„Ihr wisst genau, wie ich heiße“, versuchte Alexis sich nicht einschüchtern zu lassen, „denn es gibt hier weit und breit nur einen Arzt.

„Also bist du Alexis Tsakas?“, wollte der Ältere wissen.

„Du sagst es“, antwortete Alexis knapp.

„Wo hat ihn denn das Messer getroffen? An mehreren Stellen?“, versuchte der Arzt die Lage ein wenig einzuschätzen.

„Nein, es ist nur eine Stelle, hier unter dem linken Arm“, erklärte der Ältere, und zeigte seitlich auf seinen Brustkorb.

„Nur eine Stelle über den Rippen, aber er hat sehr viel Blut verloren. Die Wunde ist tief hineingegangen ins Fleisch. Seine ganze Kleidung war mit Blut getränkt“, ergänzte wiederum der Ältere.

„Ich nehme an ihr seid Partisanen?“, fragte Alexis nun geradeheraus.

Der Ältere schaute Alexis ins Gesicht und meinte dann mit funkelnden Augen: „Ja, das stimmt, wir sind

Widerstandskämpfer. Und ich weiß, dass du keine hohe Meinung von uns hast. Aber wir möchten, dass du mit uns kommst, um unserem Genossen zu helfen."

In der Tat war Alexis nun in einer Zwickmühle. Einerseits hatte er einen Eid geschworen, anderen zu helfen. Und er war auch immer willens, einem jeden Menschen zu helfen, auch wenn ihm jemand nicht zu Gesicht stand. Andererseits würde er sich aber mit der Behandlung eines Partisanen auch auf deren Seite begeben. Aber, wie hatte es da im Hippokratischen Eid geheißen, den er einmal auswendig gelernt hatte: „In alle Häuser, in die ich komme, werde ich zum Nutzen der Kranken hineingehen, frei von jedem Unrecht und jeder Übeltat."

Ja genau – das war die Antwort! Wie scharfsinnig waren doch die alten Griechen. Sie kannten die Dilemmata, in die ein Arzt kommen konnte. Aber auch wenn er zu den Partisanen gehen würde, dann würde er kein Unrecht tun, auch wenn diese Menschen ein Unrecht begingen.

„Ich komme mit euch", antwortete Alexis bestimmt. „Wie weit ist es von hier?"

„Wir sind in zwei Stunden da", meinte der Ältere. „Er ist in Agios Loukas."

Unweit von der Stelle, an der sie Alexis aufgelauert waren, hatten die beiden ihre Pferde angebunden. Nun ritt der Jüngere voran, dann kam Alexis mit seiner Stute, und zum Schluss der Ältere. Nachdem sie den Arzt in die Mitte genommen hatten, war Alexis plötzlich zumute, als werde er abgeführt. Aber vielleicht war das auch nur eine dumme Idee. Alexis machte sich auch Gedanken über diese beiden Kerle und kam zu dem Schluss, dass diese Freischärler vielleicht gar nicht so unbeholfen waren, wie sie auf den ersten Blick gewirkt hatten. Während sie dahinritten, hatte Alexis Zeit, sich Gedanken zu machen, was hier los war. Viel Zeit, vielleicht auch zu viel Zeit.

„Haben die überhaupt einen verletzten Kameraden?"

Schließlich könnte es sich auch um eine List handeln, um einen Hinterhalt. Aber was sollten sie schon groß mit ihm anstellen. Man werde Alexis nicht für den Partisanenkrieg gewinnen können. Soviel dürfte wohl klar sein. Und ihn irgendwohin zu verschleppen, das wäre doch auch unrealistisch.

Ihn zu töten? Was sollten sie davon haben? Die Partisanen waren zwar unbarmherzig und hatten schon ganze Dörfer geplündert, aber warum sollten sie einen Landsmann umbringen? Er war doch kein Feind des griechischen Volkes.

Als Alexis im Reiten alles durchdachte, fühlte er sich plötzlich ganz leicht, so als ginge ihn das alles gar nichts an, was rund um ihn passierte. Diese Empfindungen erstaunten ihn. Er hatte das Gefühl zwischen Himmel und Erde zu schweben. Ein Gefühl der Leichtigkeit und des Glücks. Was ihn selbst verblüffte, denn er hätte sich auch schreckliche Sorgen machen können, was ihn nun erwartete.

„Unser Leben ist ganz in Gottes Hand“, hatte Anna gesagt, die Frau des verletzten Stavros.

Es stimmt, dachte sich Alexis. Auch wenn Menschen krank werden und sterben, letztlich ist unser Schicksal ganz von Gott abhängig. Auch wenn es böse Menschen gibt, die anderen etwas antun, so ist doch unser Leben in der Hand des Einen, des Weltenlenkers, der die Geschicke der Menschen führt. Auch wenn vieles so zufällig erscheint, folgt doch alles einem größeren Plan. So hatte er es von seinem Vater gehört, nicht genau wörtlich, aber diese Einstellung war seinem Vater eigen. Und der hatte es schon von seinem Vater gehört. Und so hatte sich der Glaube an den Schöpfer durch seine Familie hindurch fortgesetzt.

Auch wenn sein Schicksal nun in der Hand der Partisanen war, so würde doch nichts zufällig passieren. Sie konnten ihm nichts antun, was nicht dem Willen und dem Plan Gottes folgen würde. Dieser Gedanke war es, der ihn jetzt ruhig machte. Sein Vertrauen in Gott gab ihm die Sicherheit, dass nichts schief gehen würde.

War es nicht auch so bei Pilatus? Er dachte, dass er die Macht hätte, Jesus freizugeben oder ihn kreuzigen zu lassen. Und alles, was Jesus dazu sagte, war, „du hättest keine Macht über mich, wenn es dir nicht von oben her gegeben wäre.“

Eigentlich eine klare Sache. Menschen denken, dass sie Macht über andere Menschen ausüben. Und doch können sie nur ausüben, was Gott zulässt.

„Unser Leben ist ganz in Gottes Hand", das war eine ganz einfache Aussage von Anna. Ruhe breitete sich in seinem Herzen aus.

Als sie den schmalen Bergweg am Doulomenou hinaufritten, begegnete ihnen Takis Politopoulos mit seinem Esel. Er machte nur große Augen, als er Alexis mit den beiden Guerillas sah, und trat auf dem Weg ein wenig zur Seite, um den Reitern Platz zu machen.

„Alexis, alles in Ordnung bei dir?", fragte er als die Reittiere passierten. Takis hatte zwanzig Jahre bei der Post gearbeitet, hatte aber seine Arbeit verloren und versuchte sich nun als Selbstversorger durchzuschlagen, was aber so gut wie unmöglich war. Er musste immer wieder von Verwandten unterstützt werden und bekam auch gelegentlich Geld von seiner Tante Evgenia. Sie war kurz vor dem Ausbruch des Krieges nach England geflüchtet, und nachdem es ihr dort recht gut ging, hatte sie immer ein offenes Ohr, wenn jemand in der Heimat bedürftig war.

„Ich muss einem Kameraden von denen helfen. Er hat sich verletzt", antwortete Alexis in einem ruhigen Ton.

Die beiden Partisanen warfen argwöhnische Blicke auf den Mann und lauschten angespannt dem kurzen Gespräch. Alexis hatte von „denen" gesprochen, um klar zu machen, dass er nicht zu den Partisanen gehörte. Takis blickte besorgt in Alexis´ Augen, und war sich nicht sicher, was er darin lesen konnte. Schließlich trotteten sie weiter auf ihrem Pfad, und Takis sah ihnen noch lange entgeistert nach. Aber schon bald waren die Reiter außer Sichtweite.

„Was war eigentlich gestern mit diesem Nikolaos?“, sinnierte Alexis. Er hatte sich positiv über die Partisanen geäußert, ja - er hatte sich praktisch zu den Partisanen bekannt. Und dann waren sie nach Mitternacht auseinander gegangen. Und heute hatten ihn die beiden Kämpfer gleich hinter seinem Haus abgefangen. Ob das wohl ein Zufall war? Oder hatte Nikolaos ihn vielleicht sogar an die sogenannte Befreiungsarmee verraten? In so einer kurzen Zeit dürfte es wohl nicht möglich sein, Partisanen aufzuscheuchen.

Und warum waren die Guerillas nicht direkt an sein Haus gekommen? Warum hatten sie ihm auf seinem Weg im Gebüsch aufgelauert? Mochte es vielleicht Respekt oder Anstand seiner Familie gegenüber gewesen sein? Hatten diese Partisanen vielleicht auch so etwas wie einen Hauch von Feingefühl, um Alexis´ Familie nicht unnötig zu beunruhigen?

Alexis konnte keine wirklichen Antworten auf seine Fragen finden. Dennoch hatte er den Eindruck, dass sich da nichts Gutes zusammenbraute. Irgendwie hatte er das Gefühl, als würde er in etwas Tragisches hineinschlittern.

„Ich muss pinkeln“, ließ Alexis die beiden wissen. Eigentlich war das keine dringende Angelegenheit, aber Alexis war einfach neugierig, wie die beiden Kerle reagieren würden.

„Eigentlich eine gute Idee. Wir sollten eine kleine Rast einlegen", meinte der ältere der beiden.

Alexis war erstaunt, wie bereitwillig der Rebell auf sein Bedürfnis einging. Alexis stieg vom Pferd und entfernte sich in das nahegelegene Gebüsch. Der Jüngere übernahm die Aufgabe, Alexis nicht aus den Augen zu lassen. Währenddessen nutzte der Ältere die Zeit, um auf seinem Pferd sitzend genüsslich zu furzen. Um sich blickend durchstreiften seine Blicke die Umgebung, doch hier war wirklich nichts und niemand zu sehen. Tatsächlich, aus dem was Alexis erkennen konnte, war er nun in der Tat ein Gefangener.

Als Alexis sein Geschäft erledigt hatte, schwang er sich wieder auf sein Pferd und nahm einen Schluck Wasser aus der Feldflasche. Die beiden Kerle sahen sich kurz an und mit einer kleinen Kopfbewegung wies der Ältere den Jüngeren an, nach hinten zu gehen, um den Abschluss der kleinen Karawane zu bilden. Der Jüngere war sichtlich stolz, mit dieser verantwortungsvollen Aufgabe betraut zu werden, und ritt mit herausgestreckter Brust hinter Alexis.

Der Jüngere tat Alexis irgendwie leid. Was hätte aus dem Jungen werden können, wenn er nicht in die Fänge der Befreiungsarmee geraten wäre?

Die kleine Karawane bewegte sich langsam fort, eilig hatten es die Partisanen nicht. Wenn sie sich einem Ort näherten, dann waren die beiden immer darauf bedacht, nicht direkt in das Dorf hineinzukommen, um nur ja keine Auseinandersetzung heraufzubeschwören. Das wiederum bestätigte den Eindruck von Alexis, dass er wie ein Sträfling abgeführt wurde.

Mit der Zeit nahm die Hitze wieder zu, und die Luft flimmerte geradezu in der prallen Sommersonne. Seit Wochen hatte man keine Wolke am Himmel entdeckt. Schweiß rann von den Köpfen der Männer und schließlich näherten sie sich dem Kloster, von dem in letzter Zeit so viele Menschen gesprochen hatten: Agios Loukas.

Das Pigadakia-Tal war ein schmales Tal in den Bergen Korinths. Auf beiden Seiten erstreckten sich kahle Bergrücken mit einem steilen Anstieg. Im Sommer brannte die Sonne heiß auf die felsigen Abschnitte, und nicht selten sah man Raubvögel über den Felsen kreisen, die das Aufsteigen der warmen Luft nutzten und begierig nach Beute Ausschau hielten. Tief eingeschnitten in die felsige Umgebung bahnte sich hier der Spitsos-Bach seinen Weg. Die schroffen Felsen waren von Wind und Wetter zerfurcht und je tiefer die Lage im Tal, umso vielfältiger wurde die Vegetation. Besonders in der Nähe des Baches waren die Bäume und Sträucher üppig und dicht und boten eine Menge Schatten. Die Luft hier war etwas kühler und angenehmer und so nahmen die drei ihren Weg unweit des Baches. Schließlich gelangten sie an das Ende des Tales, wo rechterhand an die Felsen angelehnt, also ostseitig, das Kloster stand. Wenn auch das Kloster nicht schmuckvoll gebaut war, so machte es doch Eindruck auf jeden Besucher, der hier herkam.

Bereits im neunten Jahrhundert hatten hier erstmals Mönche ihre Katakomben in die Felsen gehauen. Auf diese Weise war ein Rückzugsort entstanden. Damals boten die höhlenartigen Räume kaum Platz und aus den Felsen ragend sah man lediglich plankenartige Holzkonstruktionen, in die hie und da ein Fenster eingebaut war. Fenster waren zur damaligen Zeit nur aus Holz gefertigt und nur geeignet, um ein wenig Frischluft in die schlichten Zellen zu lassen. Damals hatte man auch eine kleine Kapelle aus Holz auf einer Anhöhe gebaut, die nur einen Steinwurf von den Katakomben entfernt war. So war das erste kleine Kloster entstanden. Im Laufe der folgenden tausend Jahre war das Kloster immer wieder erweitert und erneuert worden. Derzeit bestand es aus vier Gebäuden, die man an die Felswand gebaut hatte und die sicherlich Platz für einige hundert Menschen boten. Die verschiedenen Bauwerke grenzten aneinander und konnten kaum unterschieden werden, sodass sich ein Komplex ergeben hatte. Die Okkupation durch die Rebellen in den letzten Monaten war der letzte Paukenschlag in der bewegten Geschichte des Klosters gewesen.

Als sich die drei Reiter langsam der Anlage näherten, erkannte Alexis die Gebäude wieder, die er zuletzt als Kind gesehen hatte, als ihn seine Eltern einmal hier hergebracht hatten. Er wusste noch, wie erstaunt er damals gewesen war, denn als kleiner Junge waren ihm diese Gebäude noch viel größer und beeindruckender vorgekommen.

Bevor sie das Tor zum Klosterhof erreichten, befanden sie sich auf einer stattlichen Terrasse, die rechts von den schroffen Felsen begrenzt war und linkerhand von einer steinernen Mauer. Wenn man an der Mauer stand, von der es etwa zwanzig Meter in die Tiefe ging, dann hatte man einen Blick über die Bäume, die den Bach säumten.

Auf dem Platz tummelten sich bereits einige von den Partisanen. Alexis staunte nicht schlecht, als er sah, dass hier Mädchen, die noch keine zwanzig waren, das Marschieren übten. Sie steckten in Uniformen, die ihnen viel zu groß waren und am Leib schlotterten. Man konnte unschwer erkennen, dass dieser Drill dazu geeignet war, den Charakter der jungen Mädchen zu verändern.

Als die Reiter das Tor passierten und in den Hof kamen, konnte Alexis junge Männer in einer Gruppe beobachten, die auf dem staubigen Boden knieten und gerade mit dem Zerlegen ihrer Gewehre beschäftigt waren. Fünf junge Rekruten wurden hier von einem erfahreneren Kämpfer angeleitet, wie denn ihre Waffe zu zerlegen und anschließend wieder zusammenzubauen sei. Während die jungen Rebellen in die Mechanik ihrer Gewehre vertieft waren, ging der Ausbildner von einem zum anderen und gab geduldig Ratschläge.

„Absitzen!“, rief plötzlich der ältere der beiden, als sie im Hof des Klosters angekommen waren. Die kasernenähnliche Situation in dem ehemaligen Kloster hatte offensichtlich auch Auswirkungen auf den bisher eher gemütlich wirkenden älteren der beiden Partisanen. Auch Alexis stieg von seinem Pferd und wusste nicht genau, was jetzt kommen würde. Da wurde er auch schon von fünf Partisanen umstellt, die alle ihre Gewehre im Anschlag hatten. Einer trug sogar ein Bajonett an seinem Schießprügel und ein anderer hatte doch tatsächlich sein

Maschinengewehr gezückt.

„Was soll das jetzt bedeuten?“, stammelte Alexis, nachdem er eine Weile lang verdutzt von einem zum anderen geschaut hatte.

„Du wirst heute unserem Kommandanten vorgeführt“, ließ der ältere der beiden wissen.

Wieder war Alexis so perplex, dass er erst einmal gar nichts herausbrachte und nur die Soldaten mit ihren Gewehren anschaute. Kurz überlegte Alexis, ob das nun alles nur ein böser Traum sei, aus dem er gleich erwachen würde. Aber es kam kein Erwachen, er befand sich tatsächlich in einer prekären Situation. Innerlich hatte er das Gefühl, in ein tiefes schwarzes Loch zu fallen.

„Ihr habt also gar keinen verletzten Kameraden?“, stellte nun Alexis eine Frage in die Runde.

Der jüngere der beiden begann verhohlen zu kichern und konnte sich schon nicht mehr zurückhalten. Bald lachten und grölten die Soldaten, als der ältere der beiden meinte: „Glaubst du wirklich, dass wir dich brauchen, um eine Fleischwunde zu nähen? Das machen wir uns doch besser selbst!“, verhöhnte er Alexis. Wut und Trauer über diese Demütigung vermischten sich mit einem Gefühl der Ohnmacht, als Alexis erkannte, dass er diesen Schurken nicht nur auf den Leim gegangen, sondern ihnen jetzt auch auf Gedeih und Verderb ausgeliefert war.

Die Stimmung wechselte abrupt, als aus dem Gebäude gegenüber ein Partisane herauskam und die ausgelassene Atmosphäre plötzlich erstarb. Es war unschwer zu erkennen, dass es sich bei dem Mann um einen Kämpfer mit Autorität handeln musste. Keiner lachte mehr und die Soldaten nahmen Haltung an, Alexis blieb allerdings umzingelt.

„Thanassis, wen habt ihr da? Und was soll das Durcheinander?“, bellte der Mann in Richtung der Horde.

Der ältere der beiden Partisanen, die Alexis aufgelauert waren, sollte sich rechtfertigen.

„Wir haben den Arzt hier hergebracht“, antwortete Thanassis knapp, „so wie wir es gestern besprochen haben.“

„Was heißt hier besprochen? Wir sind eine militärische Einheit und kein Schützenverein“, erhitzte sich der Mann. „Bei uns gibt es Befehle, und die sind auszuführen!“ brüllte er nun in Richtung des älteren, der offensichtlich Thanassis hieß.

Nun waren alle Beteiligten kleinlaut und Alexis wurde auch nicht wohler in seiner Haut. Keiner wagte mehr etwas zu sagen und der Mann, der hier das Sagen hatte, schnaubte und bemühte sich sichtlich seine Fassung wieder zu erlangen.

„Also, was ist? Sperrt ihn weg! Der Kommandant kommt am Nachmittag!“, fuchtelte dieser nun in der Gegend herum und brachte die Männer rund um Alexis wieder in Bewegung.

Tatsächlich brachten ihn die zwei Partisanen, die Alexis entführt hatten, und noch ein dritter vom Hof weg. Sie behielten ihre Waffen im Anschlag und stießen Alexis immer wieder vor sich her. Alexis hätte sich ohrfeigen können, dass er so blauäugig mit den beiden mitgegangen war. Mit ihrer kleinen List hatten sie sich ein leichtes Spiel gemacht. Sie hatten ihn tatsächlich richtig eingeschätzt und gewusst, er würde mitgehen, wenn es darum ging, jemandem zu helfen. Gleichzeitig hatte er aber schon böse Vorahnungen gehabt, das Ganze könnte ein schlimmes Ende nehmen. Nun war er so schockiert über die tragische Wende, sodass er nicht einmal überlegte, sich zu wehren oder zu verteidigen.

Als sie in einem Gang ankamen, war es dort dunkel und kühl. Die Kerle, die ihn abführten, waren wortkarg und brachten ihn zu einer alten Treppe, die auffallend breit war. Obwohl die Stufen aus Stein beschaffen waren, hatte sich jeweils in der Mitte einer jeden Stufe der Stein abgescheuert, und es waren richtige Mulden entstanden. Die Treppe mochte sehr alt sein, wie Alexis befand, und es war unschwer zu erahnen, dass sie ihn in einem Keller einsperren würden. Mit jeder Stufe, die sie hinunterstiegen, wurde die Luft kühler und muffiger. Der jüngere von den beiden hatte auch eine Lampe mitgebracht, die er nun zückte. Auf der Wendeltreppe ging es viele Stockwerke hinunter. Alexis schätzte, dass sie etwa drei oder vier Stockwerke nach unten gegangen waren, als sie schließlich einen langen modrigen Gang passierten. Am Ende des Ganges hielten sie vor einer schweren Holztür, und der jüngere der beiden begann nun umständlich die zwei schweren Schlösser zu öffnen. Als die Männer die Tür aufgeschlossen hatten, stießen sie Alexis in den Kellerraum, in den durch eine kleine Luke Licht drang, und schickten sich an, wieder fort zu gehen. Der ältere der beiden murmelte etwas zu dem jüngeren und der dritte machte den Anschein, als wollte er sich nicht einmischen.

„Willst du Brot?", fragte Thanassis in barschem Ton. Alexis verneinte. Thanassis stellte eine Aluminiumflasche an den Türstock und schon flog die schwere Holztür mit einem lauten Kracher zu, sodass Alexis sich selbst überlassen blieb. Mit metallenen Geräuschen und durchdringendem Quietschen vernahm Alexis, dass die Tür wieder sorgfältig mit ihren Schlössern versehen wurde.

Alexis war wie betäubt von den Ereignissen, die gerade geschehen waren. Er spürte einen Schwindel in seinem Kopf und sank in dem Raum, der nun sein Gefängnis war, zu Boden. Alexis atmete schwer und war zu keinem klaren Gedanken fähig. In seinem Kopf schwirrten die verschiedensten Ängste und Vorstellungen umher und ließen seinen ganzen Körper erschaudern. Bald lag er zusammengekauert in einer Ecke dieses Verlieses und zitterte am ganzen Körper. Sein Puls jagte wie wild durch seinen Körper, so als wäre er schnell gelaufen. Nun begann sein Pulsschlag auch in seinem Kopf zu hämmern und er merkte, wie seine Stirn und seine Schläfen schmerzten, als hätte man ihn in einen Schraubstock gespannt. Hilflos und völlig am Ende lag er da. Es mochten vielleicht ein oder zwei Stunden vergangen sein, bis sein Körper und sein Geist schließlich völlig ermatteten und er kurz eingenickt war.

Alexis war sich nicht sicher, ob er wirklich geschlafen hatte, oder ob er nur wie betäubt dagelegen war, aber sein Atem beruhigte sich wieder und auch das Zittern ließ nach. Er fühlte sich nur unendlich müde.

Als er sich erheben wollte drehte sich alles um ihn herum, und er sank wieder schlaff auf den Boden. Er musste irgendwie die Flasche mit dem Wasser erreichen. Nachdem er sich schon an die Dunkelheit gewohnt hatte, kroch er auf allen Vieren in Richtung Türe und ertastete die Feldflasche aus Aluminium. Begierig trank er mehrere Schlucke Wasser und spürte, wie das Brennen in seinem Hals abflaute. Ein paar Züge Wasser hatten ihm ein wenig Kraft verliehen. Nochmals nahm er einen Schluck und behielt das Wasser eine Zeit lang im Mund, bevor er es hinunterschluckte.

Zaghaft begann er sich in seinem Verlies umzuschauen. Er saß auf einem staubigen Boden in einem leeren Raum. Da es sich um einen kühlen Kellerraum handelte, vermutete Alexis, dass man hier früher Waren eingelagert hatte, wie etwa Lebensmittel oder andere Vorräte. Jetzt aber war der Raum leer und so verstärkte er auch das Gefühl, verloren zu sein. Der Raum maß vielleicht fünf mal fünf Meter und war sicherlich mehr als zwei Meter hoch. An der Stirnseite des Kellerraumes war eine kleine Luke in der Wand, durch die ein schmaler, fast greller Lichtstrahl drang. Diese Luke hatte gerade einmal die Breite einer Hand und war etwa eine Elle hoch. Langsam verstand Alexis, an welchem Ende des Klosters er hier angekommen war. Sie waren durch das Klostergebäude und über die Treppe mehrere Stockwerke nach unten gekommen, und nun befand er sich in einem der tieferen Kellerräume. Die Luke befand sich vermutlich in der großen Mauer, die von der Terrasse in die Tiefe reichte, und sich bis zu den Bäumen am Bachlauf erstreckte. Er hatte auch nicht die Möglichkeit, durch die Luke nach draußen zu blicken, denn die Mauer war sehr dick, und die Luke reichte tief ins Mauerwerk. Zudem war die Öffnung in über zwei Metern Höhe angebracht und Alexis hatte nichts, worauf er steigen konnte.

Vor der Tür hatte er immer wieder Geräusche bemerkt, so als würde jemand reden, er konnte aber keine Stimmen erkennen. Aufgrund dessen vermutete Alexis, dass man eine Wache abgestellt hatte. Nachdem Stimmen zu hören waren, dürfte es sich nicht um eine Einzelperson handeln, sondern es mussten mindestens zwei Personen postiert worden sein. Die Partisanen schienen mit ihm sehr vorsichtig umzugehen. Eine Flucht war also völlig ausgeschlossen. Alexis wusste, dass es für ihn kein Entrinnen gab. Aber was führten die eigentlich im Schilde?

Alexis begann sich den Kopf über seine Situation zu zerbrechen, nun da er sich körperlich wieder ein wenig gefangen hatte. Partisanen hatten ihn entführt und hielten ihn gefangen. Er war in sicherem Gewahrsam, eine Flucht erschien unmöglich. Und am Nachmittag sollte der „Kommandant" kommen. Vermutlich würde es zu einer Gegenüberstellung mit dem Kommandanten kommen. Aber was sollte man Alexis vorwerfen? Was hatte er sich denn zu Schulden kommen lassen? Hatte da jemand eine offene Rechnung mit ihm? Nein, Alexis verwarf den Gedanken bald wieder. Er konnte sich nicht erinnern, dass er jemals mit jemandem Streit oder eine

Auseinandersetzung gehabt hätte. Alexis war ohnehin jemand, der mit allen Menschen in Frieden leben wollte. Selbst wenn er nur leichte Spannungen bemerkte, beschäftigte ihn das oft tagelang und ließ ihm in Gedanken keine Ruhe, bis er sich mit der jeweiligen Person wieder ausgesprochen hatte. Oder es wurde Alexis dann doch klar, dass gar nichts zwischen ihnen stand, weil sich im Verhalten des anderen überhaupt nichts Auffälliges erkennen ließ.

Nein, er hatte tatsächlich keine Feindseligkeiten gehabt. Noch dazu hatte er andauernd versucht, der notleidenden Bevölkerung zu helfen, wo es ihm nur möglich war. Was sollte man ihm denn da schon vorwerfen? Alexis grübelte herum, aber die Fragezeichen in seinem Kopf schienen immer mehr zu werden. Er konnte sich nicht erklären, was man gegen ihn in der Hand hatte, aber Alexis kam immer mehr zu der Überzeugung, dass sie ihn töten würden. Für was sollte das ganze Getue sonst gut sein? Zuerst eine Entführung, geschickt getarnt. Dann eingelocht in einem Verlies, fast wie ein Kerker. Eine Gegenüberstellung, die bevorstand und die ihm wahrscheinlich keine Möglichkeit lassen würde, sich vernünftig zu verteidigen. Das Ganze konnte nur politisch motiviert sein. Seine Einstellung war eben nicht kommunistisch, nicht marxistisch. Der Kampf der Klassen, der verschiedenen Gesellschaftsschichten, an ihm hatten sich immer wieder Revolutionen entzündet. Sollten sie eine Art Prozess gegen ihn anstreben, um ihn anschließend wieder laufen zu lassen? Oder ihm Schläge geben? Ihn ermahnen? Ihn einbuchten, um ihn dann umzuerziehen? Nein, die waren darauf aus, ihn umzubringen.

Alexis saß in seiner Zelle und wartete. Er kam sich vor wie ein Delinquent, ein Übeltäter. Sein Rücken schmerzte, als er am Boden des Verlieses saß und sich an die Mauer lehnte.

Noch nie war er in seinem Leben in eine Situation gekommen, wo kein Ausweg mehr in Sicht war. Selbst bei seinen medizinischen Problemen war es immer wieder möglich gewesen, etwas zum Guten zu wenden. In seiner Familie hatte es traurige und tragische Ereignisse gegeben. Aber diese völlige Ausweglosigkeit hatte er noch nie erlebt. Als stünde er vor einer Mauer. Was konnte er schon tun?

In seinem Bauch begann es zu rumoren, die Aufregung hatte sich auf seinen Magen geschlagen. Er musste sich dringend erleichtern. Nachdem er sich in Richtung der Tür geschleppt hatte, hämmerte er so gut es ging gegen das schwere Holz. Nichts passierte. Als er es auch noch ein zweites Mal probiert hatte, konnte er gedämpft das Gelächter von Männern vernehmen. Er verstand, was das zu bedeuten hatte.

Alexis kroch in eine Ecke seines Verlieses, war aber nicht gewillt, den Raum auch noch als Latrine zu benutzen. „Das ist doch widerlich", ging es ihm durch den Kopf. Also saß er da und wartete, bis die Krämpfe in seinem Unterleib wieder abflauten. Es mochte vielleicht eine Viertelstunde vergangen sein, als sich schließlich sein Bauch nicht mehr verkrampfte. Alexis fühlte eine Leere, die sich in seinem Kopf und in seinem Herzen ausbreitete und die ihm Angst machte.

Noch vor kurzem war Alexis ein Mensch mit

einer Familie gewesen. Mit einem Beruf, den er erlernt hatte, einem Dorf, das ihn schätzte. Jetzt war er plötzlich all der Dinge beraubt, die er oftmals als selbstverständlich betrachtet hatte. Er fühlte sich elend. Nacktes Elend. Unerwartet fiel ihm ein Gedicht von Archilochos - dem großen Dichter - ein, das er einmal in der Schule auswendig lernen musste:

Herz, mein Herz, so tauche wieder,

aus dem Meer des Elends auf!

Wirf die Brust ins Kampfgetümmel,

hemme deines Unheils Lauf.

Tatsächlich schien Alexis in einem Meer des Elends zu ertrinken. Vielleicht war er aber nur zu wenig mutig? In seinem Leben war er bisher nie im Besonderen herausgefordert gewesen, Mut zu zeigen. Heikle Situationen hatten sich ohnehin nur dann ergeben, wenn es Konflikte mit den Partisanen gab. In seiner Jugend hatten sie Mut darüber definiert, ob jemand bereit war, in kaltes Wasser zu springen oder sich von einem Felsvorsprung ins Meer zu stürzen. Dies hier war eine ganz andere Sache. Die Dichter der Antike hatten daran festgehalten, dass das Leben ein dauerndes Auf und Ab sei. Aber was sollte er denn schon am Lauf seines Unheils ändern? Würde er in der Lage sein, seine Brust ins Kampfgetümmel zu werfen? Ist denn der Mensch in seinem Schicksal wirklich auf sich allein gestellt?

Sinnierend lag Alexis nun auf dem erdigen kalten Boden seiner Zelle. Dann wieder schweiften seine Gedanken zu seiner Familie und fand es tröstlich, dass zumindest sie sich in Sicherheit befinden dürften.

DAS VERHÖR

Metallene Geräusche und das Poltern an der Tür rissen Alexis aus seinen Gedanken. Es gab keinen Zweifel – sie kamen, um ihn zu holen! Er kam sich vor wie jemand, der aus einem Traum gerissen wird, den man noch gerne fertig geträumt hätte. So beschäftigt hatten ihn die Gedanken um sein Schicksal. Das Rasseln zeigte ihm, dass die Schlösser wieder entfernt wurden. Als sich die Tür mit einem lauten Quietschen öffnete, sah er zuerst nur den Schein der Lampe, die Männer konnte er zuerst nicht erkennen. Allerdings bemerkte er sofort den Geruch von Zigarettenrauch, der sich in den Raum hinein wälzte.

„Wir bringen dich zum Kommandanten!", hörte er jemanden sagen. Alexis erkannte die Stimme sofort wieder und wusste, dass es sich um Thanassis handelte. Die zwei anderen packten ihn an den Armen, hievten ihn in die Höhe und drückten ihn mit dem Gesicht zur Wand. Mit dieser unsanften Behandlung hatte Alexis nicht gerechnet. Als sie ihm die Hände hinter dem Rücken fesselten, bemerkte Alexis, dass er mit dem Nasenbein gegen die raue Wand geprallt war und nun aus der Nase blutete. Er spürte den dumpfen Schmerz und das Blut, das von seiner Lippe in den Mund tropfte.

„Geht´s vielleicht auch ein bisschen weniger brutal?“, warf Alexis ein, um sich zumindest verbal ein wenig zu wehren. Auch wenn er wusste, dass er den Kerlen ausgeliefert war, so wollte er doch nicht einfach alles so hinnehmen.

Einer der beiden jüngeren hielt die Lampe in Alexis´ Gesicht und sah sich die blutende Nase mit übertriebener Sorgfalt und offenem Mund an. Plötzlich verzog er sein Gesicht zu einer Grimasse und stänkerte: „Oh – hat sich der werte Herr verletzt, sollen wir vielleicht nach einem Arzt rufen?“ Dann kicherte er gekünstelt, die anderen verhielten sich ruhig. Alexis nahm sich die Verhöhnung nicht besonders zu Herzen, aber für ihn war schön langsam klar, wie sich das zu erwartende Verhör abspielen würde.

Es war, als ob Thanassis wusste, was in Alexis vorging. „Du wirst einen fairen Prozess bekommen“, warf er ein. Aber Alexis war längst überzeugt, dass es sich bei einem solchen Verhör nur um eine Farce handeln konnte.

Alexis stolperte immer wieder, denn die Kerle stießen ihn mit dem Gewehr im Anschlag in den Rücken, als er sich den Gang entlang und dann die gewundene Stiege nach oben schleppte. Mal war es ein Gewehrlauf, dann wieder ein Kolben, den er zu spüren bekam. Sie waren offensichtlich darauf aus, ihn zu demütigen und zu zermürben. Als es immer heller wurde, war es ihm nicht möglich, noch etwas wahrzunehmen. In den Stunden in der Finsternis hatten sich seine Augen angepasst, und nun konnte er nur die Umrisse der Personen erkennen. Schließlich schubste man ihn auf einen Stuhl und er bemerkte, wie alles still um ihn wurde.

„Bist du Alexis Tsakas?“, fragte ihn jemand, der an einem langen Tisch saß.

„Das bin ich. Und mit wem habe ich es zu tun?“, blinzelte Alexis in Richtung des Tisches, an dem ihm einige Männer in Uniform gegenübersaßen.

„Was meinst du, mit wem du es zu tun hast?“, gab der Kerl in der Mitte spöttelnd zurück.

Der in der Mitte mit dem Bart und den Nickelbrillen schien hier der Chef zu sein. Er mochte Mitte dreißig sein und krempelte sich seine Hemdsärmel hoch.

„Naja, ich nehme an dass ihr von der Volksbefreiungsarmee seid?“, versuchte Alexis möglichst gelassen zu wirken.

„Wir sind die Volksbefreiungsarmee“, polterte nun der in der Mitte, „und wir sind für das Volk da!“, fuhr er fort und seine Augen blitzten. Um möglichst autoritär zu wirken, hatte er auf jeder Seite jeweils zwei Leute neben sich setzen lassen. „Und du musst dich heute rechtfertigen, weil du nicht dem Volk dienst!“, verzog er den Mund und sagte dann lange nichts, um seinen Worten Nachdruck zu verleihen.

Alexis musste zugeben, dass der Kommandant – wie sie ihn nannten – eine charismatische Erscheinung war und dass es wohl nicht möglich sein würde, ihn mit Worten kleinzukriegen. Links vom Kommandanten saß einer, der alles mitzuschreiben schien, was geredet wurde.

„Was soll das heißen – ich würde nicht dem Volk dienen? Ich mache den ganzen Tag nichts anderes als der Bevölkerung zu dienen! Ich bin Arzt“, ereiferte sich Alexis ob dieses Vorwurfs.

„Du dienst nicht dem Volk, du dienst nur dir selbst! Du benutzt die medizinische Notlage der Bevölkerung, um deinen eigenen Bauch zu füllen. Es geht dir nur darum, dich selbst und deine Familie zu versorgen. Und wir werden heute an verschiedenen Beispielen zeigen, dass das so ist“, zeigte sich der Kommandant angriffslustig. Beim Reden flogen kleine Tröpfchen durch die Luft, denn er lispelte ein wenig. Sein Lispeln ließ ihn fast ein bisschen menschlicher erscheinen, aber trotzdem wusste man sofort, dass mit diesem Mann nicht gut Kirschen essen war. „Heute musst du dich vor dem Tribunal der Griechischen Volksbefreiungsarmee verantworten. Wir haben von unserem Führer, dem geschätzten Genossen Velouchiotis, Befehl erhalten, dir den Prozess zu machen.“

Alexis staunte nicht schlecht, als er auf diese Weise mit Vorwürfen konfrontiert wurde. Diese Kerle waren darauf aus, einfach alles gegen ihn zu verwenden, nur weil er nicht ihrer Armee angehörte.

„Makis, willst du eine rauchen?“, beugte sich einer der Männer zu dem Kommandanten und bot ihm mit flüsternden Worten eine Zigarette an. „Hab selber welche“, entgegnete der in der Mitte. Der Chef zog mit seinen Lippen eine Kippe aus der Packung und fummelte mit den Streichhölzern herum. Alexis bemerkte, dass der Kommandant darauf bedacht war, keinen zu kumpelhaften Umgang mit den anderen zu haben. Er war bemüht, ein wenig Distanz zu den anderen Kämpfern zu halten. Der Kommandant sprach mit rauer Stimme und wirkte versiert in dem, was er tat. Er hatte offensichtlich nicht zum ersten Mal ein Verhör zu führen. Mit den Fingern wischte er sich kleine Tabakfussel von den Lippen, dann blies er genüsslich eine Rauchwolke in den Raum.

„Tsakas, du hast dich mehrere Male kritisch über unsere Armee geäußert. Insbesondere hast du es verabsäumt, dich unserer Bewegung anzuschließen, die bereit ist, alles zu geben, um das Griechische Volk zu befreien und ihm seine Ehre wieder zurück zu geben. Derzeit trampeln fremde Mächte und Heere durch unser Land. Deswegen sehen wir es als unsere Pflicht an, diese Mächte wieder aus unserem Land zu werfen. Vor allem trifft das auf die verhassten Deutschen zu, denen wir nun immer mehr zu Leibe rücken“, zeigte sich der Kommandant stolz. „Was hast du dazu zu sagen?“

„Ich bin ein völlig unpolitischer Mensch.“, argumentierte Alexis mit dünner Stimme.

„Niemand kann sein Leben führen, ohne Politik!“, polterte sein Gegenüber nun wieder los, „Willst du ein Grieche sein oder nicht? Keine Entscheidung zu treffen bedeutet, dass man ebenfalls eine Entscheidung getroffen hat. Und wenn man sich uns nicht anschließt, dann verschließt man seine Augen vor dem Elend des griechischen Volkes! Wer nicht für uns ist, der ist gegen uns!“

„Moment mal", dachte sich Alexis, „waren das nicht die Worte von Jesus von Nazareth? Interessant diese Worte aus dem Mund eines kommunistischen Freischärlers zu hören." Er war durch das Verhör schon ein wenig wirr geworden, denn hier schien wohl alles verdreht zu werden, je nachdem, wie es gerade passte.

„Hast du dich jemals den Monarchisten angeschlossen?", wandte sich der Kommandant nun wieder an Alexis.

„Nein, auf keinen Fall, wie gesagt, ich bin...", noch einmal getraute sich Alexis nicht zu sagen, dass er sich nicht für Politik interessiere.

„Gut, das wollen wir dir zugutehalten", nickte der Kommandant in Richtung des Schreibers, der wiederum zurücknickte und schrieb.

Es war immer Alexis´ Absicht gewesen, dem einzelnen zu helfen, dem „kleinen Mann". Organisationen gegenüber war er immer skeptisch gewesen, noch dazu, wenn sie so kaltblütig vorgingen wie die Partisanen.

„Wir haben mittlerweile große Erfolge erzielt und den Feind immer mehr an seinem Fortschreiten gehindert. Nun hat sich auch das britische Volk auf unsere Seite gestellt und unterstützt uns.", zeigte sich dieser Makis stolz. Anscheinend konnte er der Versuchung nicht widerstehen, mit den Briten zu prahlen, die ja tatsächlich im Juli die Volksbefreiungsarmee anerkannt hatten.

In der Zwischenzeit wusste Alexis aus der

Unterhaltung zumindest den Vornamen des Kommandanten. Von seinem Dialekt her zu urteilen dürfte er aus Athen kommen. Jedenfalls hatte Alexis noch nie von einem Makis gehört. Was ging hier eigentlich tatsächlich vor?

Der Kommandant lehnte sich in seinem Sessel zurück und machte es sich bequem. Genüsslich zog er an seiner Zigarette und war wohl gerade dabei, sich die nächste Frage zu überlegen. Alexis gewann den Eindruck, dass sich Makis in diesem Verhör ungefähr so wohl fühlte, wie jemand anderer vor einem knisternden Kaminfeuer.

„Tsakas, du hast in diesem Monat bei einer Geburt eingegriffen und dann der betroffenen Familie ein Honorar von unglaublichen hundert Drachmen gestellt. Was hast du dazu zu sagen?“, begann der Kommandant nun zu bohren.

Alexis war sofort klar, dass jetzt von der Evangelidis-Familie die Rede war. Er kannte die Familie gut, sie würden nie irgendeinen Kontakt zu den Partisanen pflegen, aber irgendwer hatte die Geschichte weitererzählt. Solche Dinge konnten leicht passieren, überlegte Alexis. Wenn man zum Beispiel mit der Nachbarin über verschiedene Dinge schwatzt. Und schon kriegt jemand Wind von einer Sache, die ihn eigentlich gar nichts angeht.

„Ich wurde zu einer Geburt gerufen, die ins Stocken gekommen war. Das Kind steckte fest und ich habe das Baby dann mit der Geburtszange geholt. Die Familie war sehr erleichtert und wollte mir das Geld freiwillig geben“, erläuterte Alexis in sachlicher

Weise, was vorgefallen war.

„Die griechischen Frauen sind stark und haben seit Jahrtausenden ihre Kinder selbst zur Welt gebracht", begann nun der Kommandant in arroganter Weise, die Anwesenden lautstark zu belehren. Offensichtlich hatte er sich diese fadenscheinigen Argumente schon vorher zurechtgelegt. „Das griechische Volk braucht keinen Hausarzt, der noch nicht einmal Gynäkologe ist, sich dann zum großen Retter aufspielt und dafür auch noch Unsummen kassiert!"

Jetzt begann Alexis tatsächlich innerlich zu kochen, aber er musste sich beherrschen, denn es war völlig sinnlos, mit dem Kommandanten einer Partisanenbewegung über die Indikation zu einer operativen Geburt zu diskutieren.

„Und außerdem – was soll das heißen „freiwillig gegeben"? Denkst du etwa, dass irgendjemand einem Arzt freiwillig Geld geben würde? Also ich habe noch nie diesen inneren Antrieb verspürt, einem Arzt freiwillig Geld zu geben", grinste der Kommandant in Richtung der anderen Kämpfer, die daraufhin hämisch loswieherten.

Alexis sah mit ausdruckslosem Gesicht da und hätte sich gerne so etwas wie einen Anwalt oder Beistand gewünscht.

„Ich habe mich schon immer gefragt was ein Arzt da unten bei einer Frau eigentlich zu suchen hat", fügte jetzt der Kommandant polemisch hinzu, „aber es geht mich ja nichts an."

„Du sagst es – es geht dich nichts an!“, konterte nun wiederum Alexis. Mit seiner Äußerung hatte er es zumindest geschafft, den Kommandanten ein wenig zu verärgern. Aber es war alles andere als fraglich, ob das in der jetzigen Situation hilfreich sein würde.

„Ich halte also fest, dass der Angeklagte, der Arzt Alexis Tsakas, es heute nicht verständlich erklären konnte, warum er sich in diese Geburt eingemischt hat. Auch wenn er zu einer Geburt gerufen wird, weil die Anwesenden nun einmal ängstlich sind oder auf die Natur der Geburt zu wenig vertrauen, so wäre es trotzdem seine Pflicht gewesen, die Anwesenden und insbesondere die bereits anwesende Hebamme darüber aufzuklären, dass alles seinen normalen Lauf nähme. Hast du alles?“, wandte sich Makis an den Schreiber, der sichtlich Mühe hatte, Schritt zu halten.

„Uns geht es nicht darum, jemanden politisch zu verfolgen, sondern wir wollen nur zeigen, dass unserem Volk das Geld aus der Tasche gezogen wird, und das in einer Zeit, in der es ohnehin Not leidet. Das Baby wäre ohne deine Hilfe ebenso zur Welt gekommen, oder etwa nicht, Tsakas?“

Alexis rang nach Luft angesichts all dieser Anschuldigungen. Und nachdem er kurz überlegt hatte, entschloss er sich, hier nichts mehr hinzuzufügen. Er schwieg. Der Kommandant schlug ohnehin die ärgsten Haken im Verlauf des Diskurses.

„Du sagst also nichts?“, schrie der Kommandant in Richtung Alexis. „Na gut, dann legen wir eine kurze Pause ein, wir sind ja schließlich keine Unmenschen.“ Makis warf seine Kippe in eine Ecke und ging forschen Schrittes nach draußen. Einer von den Kämpfern kam zu Alexis, und gab ihm aus einer Feldflasche einen Schluck Wasser zu trinken. Selbst konnte er ja nicht trinken, da seine Hände am Rücken gefesselt waren. Diese kleine Geste eines jungen Partisanen war an diesem Tag so ziemlich das Beste, was ihm bisher passiert war. Alexis fühlte sich schwindlig angesichts all dieser Verdrehungen und ahnte Schreckliches bezüglich des weiteren Verlaufs des Prozesses.

Nach ein paar Minuten kam der Kommandant wieder zur Tür herein und die Männer setzten sich wieder an den langen Tisch, um ihr Tribunal fortzusetzen. Wahrscheinlich hatte er sich nur eben erleichtern müssen, da das Verhör ja noch gar nicht lange gedauert hatte und die sogenannte Pause auch gleich vorüber war.

Alexis saß mit gefesselten Händen auf seinem Stuhl, aber es kam ihm so vor, als würde er auf dem Stuhl festkleben, so unbeweglich und wehrlos kam er sich vor. Jetzt hob er seinen Kopf und versuchte den Kommandanten zu mustern. Er hatte braune quirlige Augen und lange, fast schwarze Haare, die nach hinten frisiert waren. Seine Nickelbrille verlieh ihm den Hauch eines Intellektuellen und seine Barthaare waren nicht zu lange und hingen gerade von Mund und Kinn. Nicht so wie bei Velouchiotis, dessen Barthaar aussah wie geschorene Wolle. Außerdem trug Makis, der Kommandant, keine Waffe, was ihn weniger martialisch aussehen ließ, und den intellektuellen Anschein noch verstärkte. Der Mann machte in der Tat einen sehr regen Eindruck. Würde Alexis ihn unter anderen Umständen getroffen haben, dann hätten sie vielleicht eine spannende Diskussion geführt. Allerdings ging es jetzt für Alexis zweifellos um Kopf und Kragen.

Der Kommandant kramte in seinen Zetteln herum und schien gerade etwas von seinen Notizen zu lesen, während er sich eine neue Zigarette ansteckte. Einer von den Männern neben ihm gab ihm Feuer. Makis nahm seinen Blick nicht von seinen Notizen, als sich die Zigarette entzündete und er den Rauch in die Luft paffte. Das Zigarettenrauchen hatte sich im Zweiten Weltkrieg sehr stark verbreitet, vor allem weil die Menschen damit das Hungergefühl unterdrücken konnten. Während also Millionen von Menschen Hunger litten, wurden Abermillionen von Zigaretten produziert, verkauft und geraucht. Tabak war vergleichsweise billig zu haben und über die gesundheitlichen Risiken war zu jener Zeit so gut wie nichts bekannt.

Jetzt hatte der Kommandant wieder etwas auf seinen Papieren entdeckt. Man sah ein Lächeln über sein Gesicht huschen, als würde es ihm Freude bereiten, jemanden in einem Verhör zu zerstören.

„Wir haben Nachforschungen angestellt über deine Tätigkeiten in den Dörfern der Umgebung, das sind die Berge von Korinth. Wir haben in folgenden Orten Informationen sammeln können: Katominio, Manatika, Panoules, Gialomenou, Oreos, Giochalos, Evrokalo, Kapsos und schließlich auch in Eklipides, wo es ja auch eine Apotheke gibt. Was uns vor allem interessierte, waren nicht die medizinischen Details, sondern wie viel Geld du damit verdient hast.“ Makis starrte mit ausdruckslosen Augen zu Alexis. Alle schwiegen. Alexis war gespannt, wohin das nun wieder führen sollte.

„Jedenfalls“, der Kommandant versuchte seine Anklage wie eine langweilige Leier wirken zu lassen, „haben sich unsere Leute umgehört und bei den verschiedenen Kaffeehausbesitzern nachgefragt, wie viel Honorar du für die Behandlung von Kranken eingestrichen hast. Möchtest du dazu etwas sagen?“

„Was soll ich dazu sagen? Du hast ja noch gar nichts Konkretes vorgebracht. Bisher kann ich nur bestätigen, dass es für alle zweckdienlich ist, wenn man die Visiten in einem Kaffeehaus vornimmt“, stellte Alexis nüchtern fest.

„Jaja – natürlich!“, sprang der Kommandant von seinem Sitz auf, und zeigte Daumen und Zeigefinger, die er aneinander rieb, „das ist natürlich zweckdienlich, wenn man seine Visiten macht, für die man vergütet wird. Und dann bekommt man so nebenbei auch noch vom Besitzer des *kaffeneions* etwas zugesteckt“, ereiferte sich Makis nun.

„Nein!“, antwortete Alexis bestimmt, „So etwas mache ich nicht und habe es auch nie getan. Das würde heißen, dass man korrupt ist, wenn man am Verdienst von anderen mitschneidet!“

„Ganz genau!“, entgegnete nun Makis mit

süßlicher Stimme, „Das haben uns einige Kaffeehausbesitzer bestätigt, die unserer Armee nahestehen. Die anderen hatten wahrscheinlich nicht die Courage, so etwas zu bezeugen. Da helfen sich die Kapitalisten untereinander, nicht wahr? Eine Krähe hackt der anderen kein Auge aus!“, wütete der Kommandant nun. Er schien sich seiner Sache sicher zu sein.

„Das ist pure Verleumdung!“ gab Alexis mit trotziger Stimme zurück. Tränen stiegen in seinen Augen auf, und er gab sich Mühe, die Beherrschung nicht zu verlieren.

Der Kommandant schien durch die Emotionen, die an Alexis zu erkennen waren, kurz irritiert. Er bemühte sich dann aber sofort, seinen Faden nicht zu verlieren, und fuhr fort: „Jedenfalls konnten wir herausfinden, dass bei deinen „Kaffeekränzchen“ völlig überhöhte Beträge den Besitzer wechselten. Für eine Visite mit diversen Patienten, die zwischen zwei und drei Stunden dauerte, wurden geschätzte hundert bis dreihundert Drachmen verlangt“, echauffierte sich Makis. „Das ist heute der Lohn eines Arbeiters für einen ganzen Monat!“

Es entstand eine lange Stille und Alexis überlegte, ob und was er nun erwidern sollte.

„Und außerdem haben wir aus deinem Dorf erfahren, dass du nicht selten die Leute auf eine Runde eingeladen hast. Du hast also nicht nur unverhältnismäßig viel verdient, sondern du hast darüber hinaus mit deinem Lebensstil geprahlt und damit die Bevölkerung beschämt“, setzte der Kommandant jetzt noch einmal nach.

„Himmel, jetzt wird mir auch noch vorgeworfen, dass ich jemanden eingeladen habe“, platzte es aus Alexis heraus. Auch wenn hundert Drachmen derzeit nicht einmal gereicht hätten, um sieben Brote zu kaufen, so war es natürlich im Vergleich zu anderen Menschen aus seinem Dorf ein ganz guter Verdienst, auch wenn Alexis mit seiner Familie ein völlig bescheidenes Leben führte und es auch nicht möglich war, etwas auf die Seite zu legen.

„Und dass ich oft gar nichts verlangt habe, wird das irgendwie honoriert? Das dürfte euch wohl nicht entgangen sein?“, versuchte Alexis sich zu rechtfertigen.

„Von uns wird hier nur über die Dinge verhandelt, für die du angeklagt wirst. Wie du sonst dein Leben geführt hast, ob du nett zu deiner Mutter warst oder zu deinen Kindern, das steht hier nicht zur Debatte.“, wendete Makis spöttelnd ein.

„Das heißt, es besteht hier ganz eindeutig der Tatbestand der Korruption und Ausbeutung!“, brachte nun der Kommandant seine Ausführungen auf den Punkt, „Juristisch gesehen wird das freilich anders bezeichnet, es handelt sich hierbei um Wucher!

Aber wir Kommunisten bezeichnen es als Ausbeutung, denn das ist es, was es wirklich ist. Wir mögen es, die Dinge beim Namen zu nennen“.

Wiederum ließ der Kommandant einige Zeit verstreichen, um so seine Ausführungen zu pointieren. Alexis hatte nicht wirklich die Möglichkeit, dem etwas zu entgegnen.

„Und schließlich kommen wir zu einem Hauptpunkt, das ist deine Gesinnung, Tsakas“, fuhr der Kommandant mit dem Verfahren fort, den Arzt immer wieder nur bei seinem Nachnamen anredend. Obwohl Alexis ein Doktorat hatte, gelang es ihm geschickt, Alexis weiter zu demütigen und sich selbst über ihn zu erheben.

„Tsakas, du hast mehrere Male mit unseren Genossen Gespräche geführt, zuletzt gestern mit Genossen Epilogos. Er hat dich auf wohlwollende Art zu gewinnen versucht, aber du hast dich lediglich negativ und herablassend gezeigt. Der Kampf unserer Armee, der Widerstand gegen die Besatzer und die Befreiung des Volkes ist für uns eine sehr ernste Sache, und wir können es nicht tolerieren, wenn sich Menschen aus unserem eigenen griechischen Volk gegen unsere Sache stellen. Hast du dazu etwas zu sagen?“

„Das Gespräch gestern mit Nikolaos? Ich meine – das war einfach eine Diskussion wie man sie halt in einer Taverne führt. Wir hatten schon ein paar Ouzo getrunken, es war ein belangloses Gespräch, wir haben geplaudert, sonst nichts“, runzelte Alexis verständnislos seine Stirn.

„Ja aber genau in diesen Situationen zeigen die Menschen ihr wahres Ich. ‚Im Wein die Wahrheit.‘ So wie es in der Redewendung heißt, so ist es tatsächlich der Fall. Die Menschen treten mit dem ans Licht, was in ihren Herzen vorgeht“, hielt nun der Kommandant entgegen.

„Ja natürlich – und das ist auch meine Meinung! Sich einer Untergrundbewegung anzuschließen ist nun wirklich nicht mein Fall. Das gebe ich auch offen zu. Ich habe es immer und immer wieder erlebt: Der Partisanenkrieg führt nur dazu, dass die Zivilbevölkerung noch mehr leidet. Die Partisanen haben nur geringe militärische Mittel, sie greifen irgendwo die Deutschen an, dann gibt es ein paar tote Soldaten. Eine Stichelei quasi. Und ein paar Tage später kommt die Wehrmacht und metzelt das ganze Dorf nieder. Das ist die Realität.“ Alexis sah keinen Grund mehr, sich ein Blatt vor den Mund zu nehmen. Damit hatte er tatsächlich einen empfindlichen Nerv getroffen, denn gerade die aktuellen Ereignisse hatten dies auf schmerzhafte Weise verdeutlicht.

„Unser Kampf hat erst begonnen“, gab sich der Kommandant nun pathetisch, „und wir werden sie zermürben. Unsere Kraft ist vielleicht nicht so groß wie die der Invasoren, aber der Sieg wird uns gehören. Und das griechische Volk wird auf ganz neue Weise wiedererstehen. Als Arbeiter- und Bauernstaat. Es ist völlig klar und einleuchtend, dass dies der einzige Weg für Griechenland ist. Wofür sollten wir diese reaktionären Kräfte wie dich brauchen, die immer wieder das Rad der Geschichte zurückdrehen wollen? Wir haben ein einziges Ziel und für dieses Ziel leben und sterben wir."

Der Raum war stickig und schwül. Jedem stand der Schweiß im Gesicht, die meisten Hemden im Raum waren nassgeschwitzt. Keiner sagte etwas. Irgendwie schien das Verhör gerade ins Stocken zu geraten. Alexis sah den Wolken von Zigarettenrauch zu, wie sie sich emporhoben und zwischen die Balken der Decke drängten. Gerne hätte er sich jetzt auch einfach erhoben und wäre irgendwo anders hingegangen, aber er saß nun einmal da und drohte, abgeurteilt zu werden.

Er staunte jedenfalls nicht schlecht, wie ruhig er doch war! Obwohl in den Händen von Rebellen, die ihn töten wollten, saß er doch ruhig auf seinem Stuhl und schien irgendwie über den Dingen zu stehen, auch wenn er sich in der größten Misere seines Lebens befand. Jedes Pochen seines Herzschlags in seinen Schläfen fühlte sich ruhig und gelöst an.

Einer von den Männern beugte sich zu Makis, dem Kommandanten, und flüsterte ihm etwas zu.

„Ach ja, genau! Tsakas – woher hast du diese teure Uhr?“, wollte Makis nun wissen. Alexis wusste zuerst gar nicht wovon die Rede war.

„Meine Leute haben festgestellt, dass du eine teure Uhr trägst. Am besten wir sehen uns das mal an!“, fuhr der Kommandant fort.

„Was denn, ihr redet von meiner Armbanduhr?“, wollte Alexis wissen.

In der Zwischenzeit hatten sich schon zwei der Männer daran gemacht, Alexis´ Fesseln kurz zu lockern um die Armbanduhr von seinem Handgelenk zu lösen.

Man reichte die Uhr dem Kommandanten, der sie sofort von allen Seiten genau studierte und dazu sogar seine Brille abnahm.

„Eine MIMO – also eine Schweizer Uhr“, stellte er nüchtern fest. „Wir als Partisanen interessieren uns für Uhren, das ist etwas Wichtiges, die genaue Zeit zu kennen. In jeder Kampfgruppe braucht man zumindest einen mit einer Uhr.“

Der Kommandant verzog seine Lippen zu einer wertschätzenden Geste: „Das ist ein schönes Stück! Hat ein paar Kratzer abbekommen, aber sonst ist sie in sehr gutem Zustand. Und sie hat einen Sekundenzeiger. Das kann sehr hilfreich sein, wenn man etwas in die Luft sprengen möchte.“

Alexis waren da andere Einsatzmöglichkeiten in den Sinn gekommen, als er den Sekundenzeiger entdeckt hatte.

„Ein seltenes Stück, die kriegt man nicht so leicht“, gab der Kommandant zu bedenken, „Also gut – woher hast du diese Uhr?“, kam die bohrende Frage.

Alexis machte große Augen. Da musste er eigentlich nicht lange nachdenken. „Ich habe sie geschenkt bekommen“, gab er nun zögernd zur Antwort.

„Siehst du! Genau diese Antwort habe ich mir erwartet!“, grinste der Kommandant zufrieden. „Was waren denn die näheren Umstände, unter denen dir dieses Geschenk gemacht wurde?“, fragte Makis nun süffisant.

„Naja, das war vor zwei Jahren. Ich wurde gerufen, weil eine Frau nach einer normalen Geburt plötzlich stark blutete. Es ging um Leben oder Tod. Ich konnte die blutenden Stellen rasch nähen und dann hat sich die Frau wieder erholt. Der Mann war so glücklich, dass er mir diese Uhr schenken wollte“, erzählte Alexis zaghaft die Geschichte.

„Natürlich, der Geburtshelfer Tsakas als Retter in der Not“, spöttelte der Kommandant nun wieder. „Da bekommt man doch gleich eine teure Uhr geschenkt, nur weil man ein paar Stiche genäht hat“, setzte er nun in etwas rauerem Ton fort.

„Wie gesagt, es ging um Leben und Tod. Die Frau hätte leicht verbluten können. So etwas passiert leider noch allzu häufig“, setzte Alexis seine Erzählung in Ruhe fort. „Ich wollte die Uhr zuerst nicht nehmen, habe gesagt, das sei doch sicher eine teure Uhr. Der Ehemann der Frau hat dann nur gemeint, er hätte die Uhr selbst geschenkt bekommen. Der Wert sei also gar nicht zu eruieren. Da ich als Arzt eine Uhr mit Sekundenzeiger gut brauchen konnte, habe ich schließlich eingewilligt und die Uhr angenommen.“

„So eine Uhr ist selten und teuer, und ich werde dir gleich sagen, warum du diese Uhr bekommen hast.“ Der Kommandant inspizierte die Uhr und drehte sie herum. „Auf der Rückseite der Uhr findet man die Aufschrift: D 24398 H. Und was bedeutet das jetzt, fragen wir uns alle?“, gab sich der Kommandant nun schulmeisterlich.

Alexis zuckte die Achseln und auch den anderen Partisanen schien die Gravur nichts zu sagen.

„Die Buchstaben D und H stehen für Dienstuhr des Heeres, und die Zahl ist eine Seriennummer“, kniff Makis seine Augen zusammen. „Ja seid ihr denn alle Kohlköpfe? Das ist die Uhr eines deutschen Soldaten“, schien dem Kommandanten nun der Kragen zu platzen.

Alexis musste zuerst mal schlucken, als er das hörte. Hatte er tatsächlich die Uhr eines toten Soldaten an seinem Handgelenk gehabt? Er hatte die Buchstaben gesehen, war aber niemals argwöhnisch geworden. Diese Buchstaben hätten doch zu jeder Seriennummer gehören können! Nun saß er ordentlich in der Tinte.

„Wenn also ein deutscher Soldat aus beruflichen Gründen eine Uhr braucht, weil er Flieger ist oder bei einer Fernmeldetruppe, dann bekommt er eine Dienstuhr. Und das wird auch so im Soldbuch eingetragen“, setzte der Kommandant nun seinen Diskurs fort. „Meine lieben Freunde, uns ist wohl allen klar, woher diese Uhr stammt“, wollte nun der Kommandant die Essenz aus dem Gesagten wissen. Als keiner etwas sagte, antwortete der Kommandant selbst: „Ein deutscher Soldat wurde getötet, wahrscheinlich durch Partisanen, und dann hat ihm jemand die Uhr geklaut. So etwas nennt man Leichenfledderei. Nun gut – damit hattest du womöglich nichts zu tun, aber wenn etwas Geklautes weiterverkauft wird oder sich ein Dritter daran bereichert, dann ist das Hehlerei. Das ist keine Kleinigkeit. Das ist ein schweres Delikt.“

„Das heißt also, der Hehler stammt aus euren Reihen?“, wandte nun Alexis ein.

„Bei uns wird bei jedem ermordeten deutschen Soldaten das Hab und Gut überprüft, auch mittels Soldbuch. Wir achten auch auf solche Dinge wie Dienstuhren. Ich kann mir nicht vorstellen, dass das bei uns übersehen wurde. Aber es gibt ja auch andere Partisanen, die vielleicht weniger genau arbeiten“, versuchte der Kommandant eine weiße Weste vorzugeben.

„Ach so – das heißt also, wenn Partisanen einen toten Soldaten ausnehmen, dann ist alles gut und ehrenwert. Aber wenn ich als Zivilist an eine gestohlene Uhr komme, dann bin ich verurteilt? Nur damit ich das richtig verstehe“, begann nun Alexis zu spötteln.

„Unsere Armee kämpft mit allen zu Gebote stehenden Mitteln, das schließt auch erbeutetes militärisches Material mit ein“, versuchte der Kommandant die Contenance zu wahren.

Alexis saß mit gebeugtem Haupt auf seinem Stuhl und schüttelte nur mehr den Kopf.

Der Kommandant hielt die Uhr in Richtung einer seiner Mannen, damit der sie Alexis wieder zurückgäbe. Gleichzeitig beugte er sich zu dem Partisanen, der rechts neben ihm saß und sagte leise, sodass Alexis es nicht hören konnte: „Er sagt andauernd die Wahrheit! So etwas ist mir noch niemals untergekommen.“

Der Mann zu seiner Seite verdrehte ungläubig die Augen und meinte nur: „Und woher willst du wissen, ob es wahr ist oder falsch was er sagt?“

„Man merkt das“, fuhr der Kommandant fort, während er den Angeklagten still musterte. „Normalerweise versuchen sich die Leute aus einer Sache rauszureden.“ Nachdenklich tippte sich der Kommandant mit seinen Fingern auf die Lippen. Eigentlich hatte er sich erwartet, dass Alexis nur ein Häufchen Elend sein würde. Aber dass er ruhig war und kritische Fragen stellate, hatte Makis schon beeindruckt.

„Eine letzte Frage habe ich noch, Tsakas. Bist du bereit, unserer Armee beizutreten, um deine Haut zu retten?“, fragte jetzt der Kommandant gerade heraus.

Alexis hob seinen Kopf, sah Makis in die Augen und überlegte ein paar Augenblicke. Für ihn war klar, dass er nicht zu dieser Mörderbande gehören konnte.

„Nein!“, antwortete Alexis energisch.

„Das Tribunal zieht sich zur Beratung zurück“, stand nun der Kommandant auf und ging aus dem Raum.

„Was für eine Beratung?“, dachte Alexis bei sich. „Mein Urteil stand doch schon fest, bevor das hier überhaupt anfing.“

Alexis war völlig erschöpft und wäre fast vom Sessel gefallen, als etliche den Raum verließen und nur zwei der Partisanen blieben, um den Sträfling zu bewachen. Er musste seine letzten Kräfte aufbieten um wach zu bleiben, und die Schnüre, mit denen er gefesselt war, schmerzten. In einer Art Delir saß er in diesem brütend heißem Raum und seine Wachen wechselten kein Wort. Alexis hatte keine Ahnung wie viele Minuten verstrichen waren, als der Kommandant wieder den Raum betrat.

„Im Namen der Griechischen Volksbefreiungsarmee verkünde ich das Urteil über den Arzt Alexis Tsakas. Durch die hier anwesenden Vertreter unserer Armee wurde der Beschuldigte eingehend zu den Vorwürfen befragt und wurde schuldig befunden der Anmaßung, der Korruption, der Ausbeutung und der Hehlerei. Das Urteil lautet „Tod durch Erschießen“. Das Urteil wird morgen vollstreckt.“

Alexis hatte gerade noch den Spruch über sein Todesurteil gehört und war dann in eine Ohnmacht gefallen. Als er erwachte, befand er sich wieder in seiner provisorischen Zelle. Die Hände waren nun nicht mehr gefesselt, aber die Handgelenke brannten wie Feuer. Auch sein ganzer Körper schmerzte, als ob er geschlagen worden wäre. Als er durch die kleine Luke blickte, konnte er sehen, dass es gerade Abend sein musste, denn es war noch nicht gänzlich finster geworden. Seine Nase verriet ihm, dass irgendwo in diesem Verlies ein Stück Brot sein musste. Also machte er sich auf die Suche und entdeckte tatsächlich eine Feldflasche mit Wasser und ein Stück Brot, das jemand auf die Erde gelegt hatte. Begierig stopfte er sich das Brot in den Mund und trank immer wieder kleine Schlucke von dem Wasser.

„So, das war´s jetzt also mit meinem Leben", ließ er die Erinnerung an die Verhandlung noch einmal hochkommen. Wenn er alleine gewesen wäre, dann wäre es nicht ganz so schlimm gewesen, aber eine junge Familie zurückzulassen war wirklich vernichtend. Alexis hatte nicht viel Zeit nachzudenken, denn schon hörte man Geräusche an der Tür.

DER FREMDE

Draußen gab es jede Menge Lärm. Nun machte sich jemand an der Tür zu schaffen, die auch schon bald mit einem lauten Krachen aufflog. Jetzt stießen sie jemanden zur Tür herein, der zu Boden fiel, sich aber gleich wieder aufrichtete und wirr daherredete.

Zuerst stöhnte der Mann nur vor sich hin, dann gab er auch grunzende Laute von sich. Alexis hatte den Eindruck, dass er sich in dem finsteren Kellerraum zu orientieren versuchte.

„Es sind die Griechen, die Griechen, die Griechen“, quoll es jetzt lallend aus dem Mund des Mannes.

Alexis dachte zuerst der Mann sei betrunken, aber als er ihm näherkam bemerkte er keinen Geruch von Alkohol.

„Es sind die Griechen, die Griechen, die Griechen haben es getan“, wimmerte der Mann nun vor sich hin.

„Wie heißt du?“, wollte Alexis wissen.

„Die Griechen haben mir das angetan, die Griechen, die Griechen“, gab der Mann immer lauter von sich. „Die Griechen, die Griechen, die Griechen!“, schrie der Mann nun aus voller Kehle.

„Wie heißt du?“, aber es war umsonst, der Mann war völlig wirr. Was Alexis sagte, drang nicht zu ihm durch.

Als Alexis ihm noch näher kam, bemerkte er den Geruch von Blut, der ihm mehr als bekannt war. Er versuchte den Mann zu beruhigen, aber der wehrte sich nur und stieß immer wieder Alexis´ Hand von sich weg. Es war ein seltsamer Kampf im Dunkeln, der sich entsponnen hatte. Ein wahrhaft seltsamer Kampf, denn hier gab es keine Gegner.

Der Mann, dessen Namen Alexis nicht kannte, wankte durch den Raum, stöhnte und wimmerte und stammelte immer wieder die gleichen Sätze vor sich her.

„Die Griechen waren es, es waren die Griechen, die Griechen, die Griechen, die Griechen“, ereiferte sich der Mann, der sich selbst nicht mehr in der Hand hatte.

Immer wieder versuchte Alexis geduldig, den Mann zum Sitzen zu bringen. Aber es war aussichtslos, denn der Kerl wehrte jede Berührung von Alexis kraftvoll ab. Je öfter er ihn betastet hatte, umso mehr kam Alexis zu dem Schluss, dass der Bursche blutüberströmt sein musste. Vor allem im Bereich von Kopf und Hals war alles blutig und klebrig.

Alexis dämmerte, was hier geschehen sein mochte. Sie hatten den armen Kerl geschlagen oder misshandelt, vielleicht weil sie ihn festgenommen hatten und er sich gewehrt hatte. Vielleicht aber hatten sie einfach aus purer Boshaftigkeit auf ihn eingeschlagen?

Jedenfalls schien der Kerl eine ordentliche Portion abgekriegt zu haben. Es verging vielleicht eine Viertelstunde, in der Alexis immer nur hinter dem Mann herlief, während dieser ihn abwehrte. Und das mit der Kraft eines Ochsen. Es war sinnlos.

„Mein Herz, mein Herz, was ist mit meinem Herz?“, jammerte der Mann, der sich nun in einer Ecke zusammen gekauert hatte.

Alexis näherte sich vorsichtig und begann seinen Puls zu fühlen, was dieser nun auch mehr oder weniger zuließ. Der Puls war völlig in Ordnung, auch der Blutdruck schien normal zu sein, soweit Alexis das vom Pulsfühlen an der Halsschlagader beurteilen konnte.

„Dein Herz schlägt ganz normal, alles in Ordnung“, versuchte Alexis zu beruhigen.

„Mein Herz, mein Herz, was ist mit meinem Herzen los? Mein Herz, mein Herz!“, raunte der Mann und begann seinen Kopf bald nach links und dann wieder nach rechts zu wenden. Immer hin und her.

Alexis wusste, dass er in dieser Situation so gut wie nichts tun konnte. Am ehesten hatte der Arme einen Schlag im Kopfbereich bekommen. Als der Mann ihn gewähren ließ, tastete Alexis im Dunkeln seinen Kopf und Hals ab und stieß auf eine üble Wunde hinter dem rechten Ohr. Sie mochte vielleicht zehn Zentimeter lang sein. Mit dem Finger hatte Alexis kurz den Schädelknochen am Hinterhaupt fühlen können. Hier hatte der arme Kerl sicher einiges Blut verloren, inzwischen war aber die Blutung fast zum Stillstand gekommen. Nur mehr wenig frisches Blut konnte Alexis hier mit seinem Tastsinn feststellen.

Als Alexis die Wunde ertastet hatte, schrie der Mann plötzlich wie ein Schwein, das abgestochen wird. Jetzt hatte Alexis auch noch ein schlechtes Gewissen, denn er musste davon ausgehen, dass er ihm wehgetan hatte.

Gerne hätte er jetzt die Wunde verbunden, aber er hatte ja nichts dabei, weil seine Tasche bei seinem Pferd geblieben war. Es half nichts, er musste sein Hemd, wenn auch verschwitzt und verschmutzt, verwenden, um Verbandsmaterial zu gewinnen. Also zog er es aus und begann am unteren Ende seines Hemds einen genügend breiten Streifen herunterzureißen. Ein Streifen würde nicht genügen, also riss er noch einen zweiten Streifen vom Hemd. Als er die beiden Streifen verknüpft hatte, begann er den Kopf des Verletzten zu verbinden. So leicht hatte sich Alexis das vorgestellt, doch als er mit seinem provisorischen Verband anfing, kam der Mann gerade wieder in Fahrt und warf seinen Kopf zur Seite, von rechts nach links, von links nach rechts.

Es war wirklich frustrierend. Konnte er denn wirklich gar nichts für den armen Kerl tun? Er konnte auf keinen Fall die Wunde in der Dunkelheit nähen, selbst Mittel zur Desinfektion fehlten ihm. Jetzt hätte er zumindest einen behelfsmäßigen Verband gemacht, und auch das war ihm nicht möglich! Alexis war traurig über diese Situation, denn gerne hätte er geholfen.

Alexis überlegte, was es mit der Verletzung des Mannes auf sich hatte. Auf jeden Fall hatte der Mann eine Bewusstseinsstörung erlitten. Zum Glück war er nicht im Koma, nein, noch war er bei Bewusstsein. Aber richtig ansprechbar schien er auch nicht, denn der Kerl reagierte nicht auf das, was Alexis sagte. Gerne hätte Alexis gewusst, was sich gerade im Kopf des Mannes abspielte! War es vielleicht eine Gehirnblutung, die bereits gegen das Hirngewebe drängte und so die Wahrnehmung trübte?

Alexis wusste Bescheid über das Symptom der Nackensteifigkeit, und das ist eine sehr ernste Sache. Aber dieses Zeichen konnte er an dem Verletzten nicht beobachten, denn er bewegte ja seinen Kopf in allen Richtungen, und das sogar sehr impulsiv. Also hoffte der Arzt, dass es vielleicht doch nicht so schlimm war und der Kerl eine gute Chance hatte, das Ganze heil zu überstehen.

Eine ganze Weile hatte nun der Kranke an der Wand gelehnt und unverständliches Zeug vor sich hin geplappert. Es kam Alexis vor, als würde er müde, und er wusste nicht, ob das nun gut oder schlecht war. Aber dann fing er wieder an, verständlich zu reden.

„Kyrie eleison, Kyrie eleison, Kyrie eleison“, gab er nun in zunehmender Lautstärke von sich.

Das ist das „Herr erbarme dich“ aus der Kirche, das der Mann nun daherredete. Alexis war diese Formulierung vertraut.

„Kyrie eleison, Kyrie eleison, Kyrie eleison, Kyrie eleison, Kyrie eleison“, rief der Mann nun immer lauter und warf dabei seinen Kopf hin und her. Die Augen hatte er weit aufgerissen, soweit sich das im Halbdunkel erkennen ließ.

Alexis hatte im Allgemeinen gute Nerven, aber das hier ängstigte ihn wirklich sehr. Tränen schossen über Alexis´ Wangen, die er jetzt nicht mehr zurückhalten konnte. Er kam sich so hilflos vor. Es war in der Tat unheimlich, wie sich dieser Mann gebärdete. Alexis versuchte, den Kopf des Mannes an seine Brust zu drücken, um ihn nur irgendwie zu beruhigen. Aber er stieß Alexis immer wieder von sich weg und gab dem Drang nach, sich wie ein Tier im Käfig dauernd hin und her zu bewegen. Schließlich sah Alexis ein, dass er zumindest derzeit nichts für den armen Kerl tun konnte. Er versuchte aber instinktiv in seiner Nähe zu bleiben, für den Fall, dass er irgendwie gebraucht würde.

Letzten Endes konnte Alexis beobachten, dass der Mann zunehmend ruhiger wurde, um sodann in einen Schlaf zu fallen. Ab und zu holte er beinahe seufzend Luft, um daraufhin ruhig und regelmäßig weiter zu atmen. Es blieb nur zu hoffen, dass er jetzt nicht in ein Koma fallen würde, aber er schien den Schlaf zu brauchen, um sich wieder regenerieren zu können. Als der Mann ruhiger wurde, wirkte sich das auch auf Alexis beruhigend aus. Kurz dachte er an seine für morgen bevorstehende Hinrichtung. Aber nachdem er nun mit diesem Verletzten beschäftigt war, diente es ihm als Ablenkung.

Es mochten vielleicht zwei Stunden vergangen sein, in denen Alexis nur dasaß und die Atmung des geheimnisvollen Mannes beobachtete. Inzwischen kam ihm der merkwürdige Fremde schon fast vertraut vor, obwohl er ja noch nicht einmal seinen Namen kannte. Einmal hatte Alexis versucht, den Verletzten in eine liegende Position zu bringen. Allerdings konterte dieser nur mit einem kräftigen Murren und lehnte sich wieder an die Wand. Nicht einmal ein Kopfkissen konnte Alexis ihm anbieten.

Dass die Atmung regelmäßig und stabil war, wertete Alexis als gutes Zeichen. Hätte sich eine Gehirnblutung ins Gewebe gewühlt und ausgebreitet, wäre sicherlich die Atmung auffällig geworden. Das hatte Alexis im Studium in Athen gelernt. Die Pupillen konnte er nicht untersuchen, da er kein Licht zur Verfügung hatte. So konnte Alexis einfach nur warten, was weiter passieren würde.

Der Mond war vermutlich schon am Firmament, das konnte Alexis durch die kleine Luke erkennen. Und so fiel auch ein kleines bisschen Licht in ihr Verlies. Nach ungefähr zwei Stunden passierte es. Die regelmäßige tiefe Atmung war plötzlich nicht mehr zu hören. Der Verletzte atmete jetzt ganz flach. Er war dabei aufzuwachen.

Der Mann hatte zwar noch die Augen geschlossen, aber Alexis wusste, dass er jetzt ansprechbar sein würde.

„Weißt du den, wo du bist?“, wollte Alexis von dem Fremden wissen.

„Ich habe nicht die geringste Ahnung“, erwiderte der Mann mit noch geschlossenen Augen, mit dröhnender Stimme.

Alexis war außer sich vor Freude, weil der arme Kerl es geschafft hatte. Tränen stiegen in seine Augen vor lauter Entzücken, und er versuchte sich zu beherrschen, um nicht vor Begeisterung loszuheulen.

„Weißt du denn, was passiert ist?“, hakte Alexis nach.

„Ich weiß überhaupt nichts mehr. Aber mein Schädel brummt sehr stark. So als hätte mir jemand eins über die Rübe gezogen.“ Der Fremde hatte immer noch seine Augen geschlossen. Offenbar wagte er nicht sie zu öffnen. Ja, in der Tat, das war auch der Eindruck, den Alexis von der Verletzung gehabt hatte. Eins über die Rübe.

„Mit wem habe ich das Vergnügen?“, fragte der Fremde und versuchte seine Augen ein wenig zu öffnen, als er sich zu Alexis hinüber drehte.

„Äh – Alexis, Alexis Tsakas, das ist mein Name“, musste Alexis fast ein wenig lachen, so erheiterte ihn die rasche Genesung seines Gefährten.

„Christos Sofianos“, streckte der Mann seine Hand aus in Richtung Alexis. „Eigentlich Christodoulos, aber alle nennen mich Christos.“ Dann schüttelten sie sich eine gute Zeit lang die

Hände. Allerdings löste das Schütteln der Hände neue Kopfschmerzen bei Christos aus, sodass sie davon abließen.

„Nimm erst mal einen Schluck Wasser!“, riet ihm Alexis, und reichte ihm die Feldflasche.

„Das ist jetzt genau das Richtige“, pflichtete Christos bei. „Wunderbar, das tut gut“, frohlockte Christos als das Wasser durch seine Kehle lief. Dann nahm er die Flasche und hielt sie fragend zu Alexis. „Du auch?“

„Ja, ich muss auch einen Schluck nehmen. Der Wein scheint ja schon aufgebraucht zu sein“, witzelte Alexis.

„Sag mal“, fragte Christos mit einer ungemein müden Stimme, „in welchem Drecksloch sind wir denn hier gelandet?“

Alexis musste erst einmal gut überlegen, wie er diese ganzen Hiobsbotschaften seinem neuen Freund erklären sollte. Wenn der also rein gar nichts wusste?

„Naja, also es gibt eine lange Geschichte und eine kurze Geschichte“, meinte Alexis zögerlich.

„Ich liebe lange Geschichten. Aber für den Augenblick hätte ich gerne die kurze“, meinte Christos und man merkte, dass ihm das Reden noch Schmerzen bereitete.

„Also – um es kurz zu machen: Wir sind in der Hand von Rebellen. Griechische Volksbefreiungsarmee“, rückte Alexis mit der Wahrheit heraus.

„Die kann ich absolut nicht ausstehen“, bemerkte Christos angewidert. Er machte eine angeekelte Geste.

„An was kannst du dich denn noch erinnern?“, wollte Alexis in der typischen Art des Arztes wissen, um seine Anamnese zu vervollständigen.

„Hmh, lass mich mal überlegen“, versuchte sich Christos für diese Frage Zeit zu lassen.

Nachdem er vielleicht eine halbe Minute nachgedacht hatte, gab er an: „Ich weiß noch, dass ich vormittags aus dem Haus gegangen bin.“

„Dann hast du aber einen ordentlichen Filmriss!“, war Alexis erstaunt, „das sind vielleicht sechs oder neun Stunden, die dir in deiner Erinnerung fehlen! Ich nehme mal an, dass du heute abends einen Schlag auf den Kopf bekommen hast.“

„Kann gut sein“, meinte Christos etwas teilnahmslos.

„Man nennt das retrograde Amnesie, wenn man vom Ereignis rückwärts nichts mehr weiß“, erklärte Alexis seine Beobachtungen.

„Alexis, du kennst dich anscheinend gut aus mit

medizinischen Dingen?“

„Ja, ich bin Arzt, ich hab´s ja studiert!“, bekannte Alexis.

„Da hab ich ja richtig Glück gehabt!“, freute sich Christos. „Die Kerle vermöbeln mich, werfen mich in ein Drecksloch, aber ich bin unter ärztlicher Obhut“, meinte er genüsslich.

„Das ist schon wahr. Allerdings, zugegebenermaßen konnte ich auch sehr wenig tun für dich. Ich hatte nichts bei mir und du hast dauernd um dich geschlagen.“, sagte Alexis nun fast entschuldigend.

„Das tut mir leid“, meinte nun Christos.

„Nein, ist schon gut.“ Alexis fing an, diesen Mann zu mögen, denn er hatte wirklich eine feine Art.

„Und stark bist du wie ein Ochs“, war Alexis erheitert.

„Wirklich? Ich bin nicht sehr sportlich“, gab Christos zu bedenken.

„Und warum haben die dich eigentlich eingebuchtet?“, dachte Alexis laut nach.

„Diese Frage habe ich mir auch gerade gestellt! Und ich habe keine Antwort darauf. Nicht dass ich gegen die Partisanen etwas getan hätte.“

„Welchem Beruf gehst du nach?“, fragte Alexis, um einen möglichen Grund zu finden.

„Ich bin Lehrer, in Pitsoula. Das ist ein kleiner Ort, wahrscheinlich kennst du ihn nicht. Der nächste größere Ort ist Eklipides. Und von da etwa eine halbe Stunde. Wir wohnen in Gialatiki, aber die Schule ist in Pitsoula. Eine Lehrerin unterrichtet die erste und zweite Klasse, und ich bin für die dritte und vierte verantwortlich“, erzählte Christos.

„Dann hast du also auch Familie?“, wollte nun Alexis etwas mehr wissen.

„Ja, wir haben vor sieben Jahren geheiratet, und unser Sohn Michalis wird heuer im September fünf Jahre alt“, erwähnte Christos nicht ohne Stolz. „Hast du denn auch Familie, Alexis?“

„Ja das habe ich, eine Frau, und einen Sohn und eine Tochter. Elena wird heuer drei, Angelos war im März ein Jahr alt“, erzählte Alexis mit einem Seufzen, „und ich mache mir natürlich Sorgen um meine Familie.“

„Das verstehe ich, dass du dir Sorgen machst!“, pflichtete Christos bei. Er klopfte mitfühlend auf Alexis´ Schulter.

„Also, nur weil du Lehrer bist, ist das den Partisanen schon genug, dich zu vermöbeln und dich einzubuchten?“

„Es scheint so. Ich hatte schon von Fällen gehört, eben dass Leute plötzlich verschwinden. Aber ich hatte nicht wirklich geglaubt, dass mir so etwas passieren könnte“, meinte Christos nachdenklich. „Und keiner weiß, was die noch mit mir vorhaben!“

Alexis war mulmig zumute. Nicht nur, dass in ein paar Stunden seine Hinrichtung stattfinden sollte. Nein, seinem neuen Kumpel hier konnte ein ähnliches Schicksal blühen und er wusste noch nicht einmal davon. Alexis wusste, dass es an der Zeit war, seinem armen Leidensgenossen reinen Wein einzuschenken. Aber wie sollte er nur anfangen?

„Aber jetzt erzähl mir doch, Alexis, was machst du denn hier?“, fing nun plötzlich Christos an, nachzufragen.

Jetzt war es wirklich an der Zeit, mit der Wahrheit rauszurücken.

„Um ehrlich zu sein, war es so, dass sie mich hergelockt haben unter falschem Vorwand, dann haben sie mich hier reingesteckt. Haben mich dann vor ein Tribunal gestellt, und nun steht mir der Tod durch Erschießen bevor. Morgen früh“, gab Alexis kurz zusammengefasst die Ereignisse wieder.

Christos war ob dieser erschütternden Neuheiten so perplex, dass er zuerst mal gar nichts raus brachte.

„Was denn – Tod durch Erschießen? Das kann ja

alles gar nicht wahr sein! Wir sind doch alle Griechen, wieso wollen die uns töten?“, verwunderte sich Christos.

Alexis bemerkte in Christos´ Worten, dass er diese bedrohliche Situation sehr wohl auch auf sich selbst bezogen hatte.

Eine Weile saßen die beiden so da und keiner sagte etwas. Von draußen hörte man Grillen zirpen und dann auch den Ruf einer Eule. Solche schlimmen Nachrichten musste Christos erst einmal verdauen und auch Alexis fand diese ganze Gefangennahme und diesen sogenannten Prozess völlig absurd. Es kam ihm alles wie in einem Film vor, nur dass in diesem Fall plötzlich er selbst die Hauptrolle zu spielen schien.

„Aber, erzähl doch mal, wie ist denn das alles passiert?“, wollte nun Christos die Geschichte hören, wie Alexis vom freien Mann plötzlich zum Delinquenten geworden war. Also erzählte Alexis alles der Reihe nach ganz genau, wie der Tag abgelaufen war. Wie sie ihm vorgegaukelt hatten, einen verletzten Kameraden zu haben, wie es diesen überhaupt nicht gab, wie sie ihn in den Kellerraum steckten, wie er beinahe durchgedreht wäre vor lauter Sorge und Angst, wie sie ihn vor dieses Tribunal gestellt hatten. Auch was sie ihm vorgeworfen hatten, was er jeweils erwidert hatte und was der Kommandant so alles von sich gegeben hatte.

Christos schien ein guter Zuhörer zu sein, denn er hatte sich alles ganz genau angehört und wollte jedes Detail der Befragungen wissen. Sein Gehirn schien schon wieder auf Hochtouren zu arbeiten, obwohl er doch gerade so ein schweres Hirntrauma erlitten hatte.

Dann aber war Christos plötzlich still und antwortete nicht mehr. Er war eingenickt, was auch nicht verwunderlich war. Das ganze Reden und Nachfragen und Nachdenken hatte ihn wohl doch überanstrengt.

Alexis war nun wieder mit seinen Gedanken allein. Die wanderten zu seiner Familie und er war sich dessen bewusst, wie sehr er seine Familie liebte.

Wenn er jetzt sterben würde und es wirklich eine Ewigkeit gäbe, dann könnten sie irgendwann wieder alle miteinander vereint sein. Seine ganze Familie würde dann glücklich beisammen sein auf immer. Was für ein wunderbarer Gedanke war das. Wie tröstlich wäre es doch, wenn man diese Sicherheit haben könnte.

Christos hatte nur eine Viertelstunde gedöst. Die Augen noch kaum offen, meldete er sich überraschend schon wieder zu Wort: „Weißt du, Alexis, dieser ganze Prozess ist doch eine einzige Farce gewesen.“

Es tat Alexis gut, diese Einschätzung aus seinem Mund zu hören, denn nach dem Prozess und dem Urteil war Alexis wirklich am Boden zerstört und er hatte sich nicht nur vernichtet gefühlt, sondern auch schuldig.

„Schau her“, fuhr Christos ganz nüchtern analysierend fort, „es stand für diese Banditen doch von Anfang an fest, dass sie dich um die Ecke bringen wollen. Entschuldige, wenn ich mich so deutlich ausdrücke. Und dann im Laufe dieser Befragung haben sie dich einfach in die Pfanne gehauen. Mit geschickten Worten haben sie dich wie einen Verbrecher dastehen lassen, um von ihren eigenen grausamen Werken abzulenken. Ist es für dich in Ordnung, wenn ich zu den einzelnen Vorwürfen Stellung nehme oder ermüdet dich das nur?“

„Nein, nein, es interessiert mich sehr, wie du die Sachlage einschätzt“, gab Alexis zu erkennen.

„Also gut, was die Anmaßung angeht. Der Einzige, der sich hier etwas anmaßt, ist dieser Kommandant. Er war bei dieser heiklen Begebenheit, bei der eine frischgebackene Mutter fast gestorben ist, gar nicht dabei. Er hat auch gar nicht die Möglichkeit, die Situation aus deiner kurzen Beschreibung hinreichend einzuschätzen. Er ist auch nicht einmal Mediziner. Das Einzige, was hier an Anmaßung zu erkennen ist, das ist die Anmaßung des

Kommandanten, sich hier überhaupt ein Urteil bilden zu können."

„Das ist gut, ich danke dir, mach weiter!", zeigte sich Alexis erleichtert durch Christos´ Worte. Er musste sogar ein wenig vor sich hin kichern, so sehr entlastete ihn das Gespräch mit Christos.

„Zum Vorwurf der Korruption, du hast selbst gesagt, dass du nichts angenommen hast. Und obwohl ich dich erst seit ein paar Stunden kenne, schätze ich dich auch so ein. Du bist jemand, der weiß, dass es jemand Höheren gibt, einen Gott, dem man Rechenschaft wird ablegen müssen. Wovon ja unsere atheistischen Freunde hier offensichtlich nicht überzeugt sind.

Du bist nicht jemand, der eine Stellung ausnutzt um sich unrechtmäßig zu bereichern. Außerdem – nachdem du im Kaffeehaus ordinierst, brauchst du dich nicht um eigene Räume zu kümmern und hast ohnehin schon einen Vorteil. Also, warum solltest du auch noch Geld annehmen", verzog Christos nachdenklich sein Gesicht.

„Du triffst den Nagel auf den Kopf", pflichtete Alexis bei.

„Was die Ausbeutung anbetrifft", fuhr Christos fort, „das ist ein ganz typisch kommunistischer Begriff. Ich will dich jetzt nicht belehren, du kennst diese Dinge ohnehin. Aber diese Ideologie geht davon aus, dass sich die Gesellschaft immer höher entwickelt. Dass es also praktisch unausweichlich ist, dass sich die Gesellschaft nun in diese Richtung entfaltet. Es wird gelehrt, dass die Staatsmaschinerie, die aus Bürokratie und Militär besteht, zerbrochen und zerschlagen werden muss. Es darf in Zukunft nicht mehr sein, dass es einen Herrn und einen Diener gibt. Darum sind sie so darauf erpicht, jegliche gesellschaftliche Unterschiede auszumerzen. Auch wenn das bedeutet, dass man jemanden beseitigen muss. Naja, und deswegen sehen sie das als Ausbeutung an, wenn jemand mehr verdient als der einfache Arbeiter oder Bauer. Aber diese Lehre wird der Gesellschaft auch nicht das Heil bringen.“, versuchte Christos nicht zu weit auszuholen.

„Ja, ich verstehe, was du meinst!“, gab ihm Alexis recht, „wir haben uns in unserer Studienzeit auch mit diesen Fragen beschäftigt und viel diskutiert. Aber man sieht, in welche Gewalt das mündet, wenn man fest davon überzeugt ist, dass der andere nicht anders sein darf.“

„Wie du es mit dem Verdienst gehalten hast, so warst du jedenfalls immer sozial eingestellt. Wenn jemand ein paar Drachmen geben konnte, dann hast du sie genommen. Wenn dir eine Frau ein paar Eier gegeben hat, dann warst du froh darüber. Wenn jemand gar nichts hatte, dann warst du auch zufrieden, weil du jemandem helfen konntest. Das nenne ich eine soziale Haltung. Und nur so kann eine Gesellschaft bestehen, wenn jeder auch auf den anderen schaut, und nicht nur auf sich selbst. Das ist auch der Kerngedanke des Christentums."

„Ich denke mal, dass sich deine und meine Einstellung nicht wesentlich unterscheiden", mutmaßte Alexis.

„Was die Uhr anbelangt, das trifft einen schon, wenn man Jahre später bemerkt, was da abgelaufen ist", versuchte sich Christos in die Lage von Alexis zu versetzen.

„Ich hatte während des Verhörs tatsächlich Schuldgefühle, als ich bemerkte, wie ich in den Besitz dieser Uhr gekommen war. Ein schauriger Gedanke, die Uhr eines getöteten Soldaten zu tragen. Das wäre mir nicht eingefallen", bekannte Alexis.

„Da warst du ehrlich gesagt ein wenig blauäugig, die Uhr einfach zu nehmen und nicht weiter nachzudenken, warum jemand bereitwillig eine teure Uhr hergibt", räumte Christos ein.

„Hier war vielleicht auch schlechtes Gewissen im Spiel, und deswegen war der Mann auch froh, die Uhr wieder loszuhaben", vermutete Alexis.

„Wie auch immer, es gibt tatsächlich Dinge im Leben, wo wir Schuld auf uns laden und wir sind uns dessen gar nicht bewusst“, meinte Christos.

Es entstand eine Stille, als beide Männer noch über den Prozess und die Vorwürfe nachdachten. Aber es war nicht nur Stille, es war auch so etwas wie Friede, der in diesem Verlies herrschte.

„Mensch, Christos, auch wenn das jetzt blöd klingt, aber ich bin richtig froh, dass sie dich mit mir eingesperrt haben“, brach Alexis plötzlich das Schweigen. Christos war gerade wieder einmal eingenickt. Für ihn waren die Unterhaltungen anstrengend, nachdem er noch angeschlagen war nach der schweren Gehirnerschütterung. Er hatte Ruhe dringend notwendig.

„Hmh?“, schlug er seine Augen auf und versuchte den Faden wieder aufzunehmen, obwohl er den Satz gar nicht gehört hatte.

„Ach nichts“, verkniff sich Alexis den letzten Satz. „Ich meinte nur, ich bin froh drum, dass ich nicht hier allein sitze.“

„Das kann ich mir denken“, brummte Christos und versuchte ein wenig zu dösen.

EIN LICHTBLICK

„Morgen früh bin ich tot und ich weiß nicht, was mich erwartet!“, platzte es nun aus Alexis heraus.

Christos riss seinen Kopf herum und war aus seinem Schlummer geholt.

„Das ist allerdings die Frage aller Fragen“, bekannte Christos, „gibt es ein Leben nach dem Tod?“

Alexis seufzte und dachte lange nach. Christos öffnete seinen Mund ein wenig, so als wollte er zu sprechen beginnen, hielt dann aber inne. Es war, als dachte er nach, wie er sich am besten ausdrücken sollte. Alexis erkannte, dass es um etwas ging, das Christos sehr wichtig sein musste. Sonst hätte er nicht so lange gezögert.

„Und was ist deine Meinung, Christos?“, wandte sich Alexis dem Mann zu, der aus dem Nichts gekommen war. „Es ist schon komisch. Man geht in die Kirche, da ist von Gott die Rede, von Ostern und Auferstehung, vom Himmel und ewigem Leben. Aber ob das nun wirklich so ist? Oder vielleicht sagt man nur so?“, dachte Alexis laut nach.

„Das erinnert mich an die Geschichte mit dem Kind im Mutterleib“, hakte Christos jetzt ein.

„Was ist das für eine Geschichte?“, fragte Alexis erstaunt.

„Naja, ein Kind befindet sich im Leib seiner Mutter und hat Angst davor, geboren zu werden“, begann Christos zu erklären, „kennst du die Geschichte?“

„Nie gehört“, bekannte Alexis.

„Unser Pastor hat die Geschichte einmal erzählt“, erwähnte Christos nachdenklich. „Leider ist er nicht mehr am Leben.“

„Was ist denn ein Pastor?“, begann Alexis neugierig zu werden.

„So etwas wie ein Pope. Aber lass mich doch, wenn du möchtest, die Geschichte erzählen“, schlug Christos vor.

„Ja ja, erzähle nur!“, winkte Alexis mit seinen Händen in Richtung des müden Mannes, der mit aller Kraft versuchte, sich auf ihr Gespräch zu konzentrieren.

„Naja, da gab es einmal ein Kind, das war noch

nicht geboren. Aber es hatte Angst davor, durch diese Enge gehen zu müssen. Es hatte sogar Angst, dass mit der Geburt alles aus und vorbei sei. Es machte sich so viele Gedanken."

Alexis war ganz ruhig geworden und lauschte aufmerksam.

„Das Kind wusste aber nicht", setzte Christos fort, „dass es nach der Geburt auf der weiten Erde unter dem weiten Himmel leben würde. Das Kind wusste noch nicht, dass es über die Wiesen und Felder springen würde. Das Kind wusste nicht, dass es das Erste nach der Geburt sein würde, dass seine Mutter es in ihre Arme schließen würde. Und so war es einfach in seiner Mutter Leib, spürte schon die Wehen, und wusste, dass es durch diese Enge gehen würde. Aber das Kind hatte einfach nur Angst."

Alexis begann, wortlos seinen Kopf zu schütteln. Sein Mund stand offen und er war auf einmal sehr nachdenklich. „Diese Geschichte hat es wirklich in sich", meinte Alexis, der immer noch seinen Kopf schüttelte, hin und her wog er ihn. „Von wem ist diese Geschichte?", wollte er nun wissen.

„Diese Gedanken hat sich Martin Luther einmal gemacht", erklärte nun Christos.

„Wie denn, der mit der Reformation?", rümpfte Alexis die Nase.

„Ja, genau der“, fuhr Christos nun fort, „aber im Prinzip hat er einfach eine Stelle aus dem Johannes-Evangelium ausgeschmückt und sich ein paar Gedanken gemacht.“

„Das ist allerdings ein Thema, über das es sich lohnt nachzudenken. Was ist das für eine Stelle in der Schrift? Weißt du vielleicht noch mehr darüber?“, war nun die Neugier bei Alexis geweckt.

„Naja, es war so, dass Jesus den letzten Abend vor seinem Tod mit seinen Jüngern verbracht hat. Und da hat er sie schon darauf vorbereitet, dass sie viel Traurigkeit erleben werden. Und dann sagt er:

Die Frau hat Traurigkeit, wenn sie gebiert, weil ihre Stunde gekommen ist; wenn sie aber das Kind geboren hat, gedenkt sie nicht mehr der Bedrängnis, um der Freude willen, dass ein Mensch in die Welt geboren ist

Wahrscheinlich hast du das schon viele Male erlebt, eine Geburt, Alexis?“

Alexis nickte nachdenklich: „Da kannst du sicher sein! Es hat mich immer wieder begeistert zu sehen, wie schnell all die Anspannung und die Erschöpfung und die Angst verflogen ist, sobald das Kind einmal da ist.“

„Das war aber nicht das, was Jesus sagen wollte, es war nur ein Bild, eine Illustration. Die eigentliche Bedeutung steckt im nächsten Vers.“

„Sag mal, kennst du die Verse alle auswendig?“, runzelte Alexis die Stirn.

„Ich hab mal diese paar Verse auswendig gelernt, als meine Frau kurz vor der Entbindung stand und ich gerade Zeit hatte“, versuchte Christos abzuwiegeln. „Und nach diesem Beispiel von der Geburt sagte er zu den Jüngern:

Und ihr nun habt jetzt zwar Traurigkeit; aber ich werde euch wiedersehen, und euer Herz wird sich freuen, und eure Freude nimmt niemand von euch.

Verstehst du das, Alexis?“, versuchte Christos, seinem Gegenüber den Ball zuzuspielen.

Es entstand eine Stille im Verlies, als Alexis über das Gesagte nachdachte. Er kratzte sich an seiner Wange und suchte nach den richtigen Worten.

„Ja, ich verstehe sehr wohl. Es gibt Situationen im Leben, wo man nur mehr die Enge und die Angst sieht. Man weiß weder ein noch aus. Und genau in einer solchen Situation wollte Jesus seine Jünger ermutigen, dass sie eines Tages bei ihm sein würden. Er selbst stand in der Situation, am nächsten Tag hingerichtet zu werden. Wer sonst hätte Angst besser nachempfinden können“, sinnierte Alexis.

„Ganz genau, darum geht es!“, in der Stimme von Christos konnte man hören, wie tröstlich er den Gedanken empfand. „Wir haben oft so eine begrenzte

Wahrnehmung. Wir sind wie das Ungeborene im Bauch der Mutter. Es kann nur die Enge und das Ungewisse sehen. Aber Gott weiß auch darum, wie es nach dem Tod mit uns weitergehen wird."

„Und genau in einer solchen Situation befinde ich mich!", ergänzte Alexis.

Es entstand wieder eine Stille zwischen den beiden Männern und für ein paar Minuten konnte man lediglich ihre Atemzüge hören. Die Gefangenen dachten über das Gesagte und über ihre missliche Lage nach.

„Also um ganz ehrlich zu sein, so etwas möchte ich auch haben, eine Freude, die mir niemand wegnehmen kann", brach nun wieder Alexis das Schweigen. In seinen Worten schwang Hoffnung mit und man merkte, dass ihn die Worte aus dem Neuen Testament sehr bewegt hatten.

„Aber sicher", erwiderte Christos, „diese Freude ist etwas, das Gott einem jeden von uns schenken möchte. Überleg doch mal. Am nächsten Tag starb Jesus einen grausamen Tod am Kreuz, die Jünger waren eingeschüchtert. Sie hatten Angst. Ihr Herr und Meister war ihnen weggenommen worden. Sie verkrochen sich irgendwo in ihren Häusern. Und dann am dritten Tag passierte es. Jesus stand von den Toten wieder auf. Sie sahen ihn. Zuerst waren sie skeptisch, besonders einer von ihnen. Handelte es sich nur um einen Geist, um eine Vision? Sie waren nicht irgendwelche Tölpel vom Land, denen man eine Lügengeschichte aufschwatzen konnte. Aber schließlich hatte sich Jesus als der Auferstandene immer wieder seinen Jüngern gezeigt. Sie betasteten ihn und aßen mit ihm. Und dann verwandelte sich ihre Traurigkeit in Freude."

„Und eure Freude nimmt niemand von euch", zitierte Alexis nun wieder bedächtig die Stelle aus dem Johannes-Evangelium, wobei er jedes Wort abwägte.

„Genau das haben die Jünger dann auch erlebt. Sie hatten eine Freude gefunden, die niemand wegnehmen konnte", ergänzte Christos.

„Weil der Tod besiegt war!", kam es nun triumphierend aus Alexis heraus. „Dann kann man sich sicher und stark fühlen, wenn einem selbst der Tod nichts mehr anhaben kann. Die Jünger hatten verstanden, dass die Auferstehung auch ihnen offensteht."

„Ganz genau", fuhr Christos fort, „in den folgenden Jahren hatten die Jünger eine Menge zu erdulden. Stell dir vor, elf der zwölf Jünger sind eines gewaltsamen Todes gestorben. Aber ihre Freude über den Herrn und seine Auferstehung war das, was sie ständig durchgetragen hat. Dieses Ereignis hatte ihr ganzes Leben auf den Kopf gestellt."

„Hmh, eure Freude nimmt niemand von euch“, sinnierte Alexis nun wiederum. „Weißt du, Christos, ich bin ja im Grunde ein religiöser Mensch, bin auch praktisch jeden Sonntag in der Kirche. Aber gleichzeitig bin ich auch ein skeptischer Mensch. Ich wundere mich gerade über mich selbst. Verstehst du was ich meine? Ich möchte nicht an etwas festhalten was es im Grunde gar nicht gibt. Ich möchte nicht an eine Auferstehung glauben, die vielleicht nur ein Wunschgedanke der Menschen damals war. Vielleicht konnten sie es nicht ertragen, dass Jesus gestorben war und deshalb wollten sie, dass die Sache irgendwie weitergeht. Dann sagten sie, er sei auferstanden. Sie hatten das wohlmeinend gesagt, nicht dass sie verlogen waren.“

Jetzt war es Christos, der sich langsam und bedächtig am Kinn kratzte. Genau diese Fragen waren ihm nicht fremd. In seiner Studienzeit hatte er sich ganz gezielt mit Fragen wie diesen auseinandergesetzt. Das *American College of Greece* in Athen war eine wichtige Bildungseinrichtung in den 1930er Jahren und wurde auch von Venizelos unterstützt. Christos machte eine Ausbildung zum Primarlehrer, die nicht länger als zwei Jahre dauerte. Am College hatte er sich immer wieder mit anderen Studenten über Fragen zum christlichen Glauben ausgetauscht und so manchem Studenten wurde klar, dass man keineswegs seinen Verstand abgeben muss, um glauben zu können.

„Schau her, Alexis“, setzte nun Christos fort, „ohne Jesus waren die Jünger eingeschüchtert und kraftlos. Nach einigen Tagen aber traten sie mutig und bestimmt mit einer Botschaft an die Öffentlichkeit. Der Inhalt der Botschaft war Jesus, der Sohn Gottes, gekreuzigt und auferstanden. Die Jünger waren wie verwandelt. Etwas ganz Elementares war geschehen und das war die leibliche Auferstehung ihres Herrn. Wenn man die Schrift aufmerksam liest, dann sieht man ganz klar, dass es ihnen darum ging, die körperliche Auferstehung zu bezeugen. Und sie wollten, dass diese Botschaft in die ganze Welt hinausging.“

„Aber es gibt doch immer wieder Menschen, die sich mit vollem Eifer für eine Sache einsetzen und hinterher wird klar, dass es sich um einen großen Irrtum gehandelt hat“, versuchte Alexis einzuwenden.

„Ja natürlich“, bestätigte Christos, „und offenbar werden wir gerade in unseren Tagen Zeugen von einem weiteren großen Irrtum. Immerhin befinden wir uns in der Gefangenschaft von Menschen, die einer ganz bestimmten Ideologie folgen. Aber du musst auch bedenken, dass hier Menschen von einer Ideologie oder einer Idee begeistert sind und nicht von einem historischen Ereignis. Ein Ereignis wie die Auferstehung hat oder hat nicht stattgefunden. Da ist es auch völlig unerheblich, was ich darüber denke oder ob ich daran glaube. Ein Ereignis in der

Vergangenheit ist entweder wirklich passiert oder eben nicht. Und in diesem Fall waren es die Jünger, die mit ihrem Leben dafür einstanden, dass sie die Auferstehung bezeugen konnten. Man würde meinen, dass sich andere Menschen gefreut hätten, wenn die Jünger mit ihrer Botschaft von Tod und Auferstehung kamen. Das Gegenteil war der Fall, überall nur Ablehnung und Verfolgung.“

„Hmh, du scheinst dir ja ziemlich viele Gedanken gemacht zu haben über diese Jesus-Sache.“ Alexis nickte immer wieder vor sich hin, als er gedankenversunken das Gehörte abwog.

„Ja, nicht nur das, sondern es hat auch mein Leben bereichert und erfüllt, dass ich tatsächlich mit diesem Jesus leben darf.“, ergänzte Christos und begann im Halbdunkeln mit den Händen zu fuchteln. Seine Lebensgeister schienen gerade wiederzukehren. Das Glaubensthema war ihm offensichtlich wichtig, wie sonst kaum irgendetwas.

„Und wie hat das alles bei dir angefangen? Ich meine, wenn man so fest glaubt wie du, das war doch nicht immer so, oder?“, war es nun Alexis, der genauer nachfragte.

„Ja, das ist eine gute Frage, ich kann dir meine Geschichte auch gerne erzählen.“, sagte Christos frei heraus. „Eigentlich beginnt alles bei meinem Vater, Loukas Sofianos. Er war damals ein kleiner Junge von zehn Jahren. Sein Vater, also mein Großvater, war nach Ägypten gezogen, sie wohnten in Port Said. Der Handel blühte, man konnte sehr gute Geschäfte machen. Durch den Bau des Suez-Kanals hatte sich die Stadt prächtig entwickelt. Meine Großeltern waren streng orthodox, aber in Port Said gab es damals einen Straßenprediger, der das Evangelium von Jesus auf der Straße weitersagte. Meinem Großvater Vassilis war das ein Dorn im Auge. Er sagte zu meinem Vater, dass sie hingehen sollten, um dem Prediger zuzuhören, er und sein Bruder Yanis, der zwölf war. Sobald er die Predigt beendet hätte, sollten sie Steine auf ihn werfen, trug Großvater ihnen auf. Also lauschten sie den Ausführungen, und sobald er fertig war, flogen keine Steine."

„Nein? Dein Papa war zu ergriffen von der Botschaft?", versuchte Alexis zu erraten, wie sich die Geschichte weiter entwickeln würde.

„Ganz genau!", bestätigte Christos. „Er war völlig perplex, die Botschaft ging ihm durch und durch. Er hörte vom Tod am Kreuz, dass allen Menschen Vergebung zuteil wird durch den stellvertretenden Tod, den Jesus aus freien Stücken auf sich nahm. Er wusste plötzlich, dass Jesus nicht aus irgendeinem Grund am Kreuz gestorben war, sondern dass es etwas war, was ganz persönlich mit seinem Leben zu tun hatte. Kurzum, von diesem Tag an hatte er den sehnlichen Wunsch, Jesus nachzufolgen."

„Und er war gerade einmal zehn?", hob Alexis eine Augenbraue, wie er es manchmal tat, wenn er eine Frage stellte.

„Ich weiß, das klingt unglaublich, dass ein Bub für eine so komplexe Sache wie eine Bekehrung zu Gott bereit ist. Aber sein Leben war nicht mehr das Gleiche von diesem Tag an. In diesem Jungen hatte ein Prozess begonnen, der ein ganzes Leben lang andauern sollte.", grübelte Christos, als er seine Familiengeschichte erzählte. Alexis merkte, dass es Christos das Herz erwärmte, wenn er an diese einschneidenden Erlebnisse aus seiner Verwandtschaft dachte.

„Ich verstehe schon", warf Alexis ein, „du möchtest damit sagen, dass dein Papa der erste in der Familie war, der auf diese besondere Weise glaubte. Ein intensiver Glaube also?"

„Ja, ein lebendiger Glaube, der einen Unterschied im Leben ausmacht. Nicht nur, dass ich in eine Kirche gehe und ein anständiges Leben führe, nein. Eine Beziehung mit dem Herrn haben, jederzeit mit ihm reden können, alles mit Gott besprechen, egal ob es nun etwas Trauriges oder etwas Erfreuliches ist.", führte Christos aus.

„Du meinst also freies Beten, verstehe. Ich muss

zugeben, dass dein Glaube wirklich anders ist als meiner. Aber, erzähl doch mal, wie war denn nun deine eigene Geschichte?“, ließ Alexis nicht locker.

„Entschuldige, ich bin etwas abgeschweift!“, wandte sich Christos nun wieder Alexis zu, nachdem er seinen Gedanken nachgehangen hatte. Er richtete sich etwas auf und lehnte sich in einer anderen Position wieder an die kahle Wand. Scheinbar hatte er immer noch erhebliche Schmerzen. „Bei mir war es so, dass ich eigentlich schon als Kind immer von Jesus gehört hatte. Meine Eltern gingen sonntags immer in eine sogenannte Brüdergemeinde in Athen. Die wurde von einem Mann aus Irland gegründet. In der Sonntagsschule wurden uns die Bibelgeschichten nähergebracht, aber zu diesem Zeitpunkt fühlte ich mich nicht persönlich angesprochen. Als junger Mann und auch als Student war ich einer, der quasi ein ordentliches Leben führte. Wir hatten ja auch eine gute Erziehung genossen. Als dann mein Vater im Jahr 1933 plötzlich bei einem Autounfall starb, waren alle Fragen, die das ewige Leben betreffen, plötzlich vorrangig. Wie ist das jetzt wirklich mit Himmel und Hölle, mit Tod und Auferstehung? Redet man nur in der Kirche davon, oder sind das alles reale Dinge? Genau so, wie du vorhin sagtest.“

„Und was hast du dann getan?“, erkundigte sich Alexis.

„Etwas ganz Einfaches – ich habe begonnen im

Neuen Testament zu lesen.“, räumte Christos ein.

„Aber da muss man doch speziell ausgebildet sein dafür, sonst versteht man doch gleich was falsch?“, gab sich Alexis skeptisch.

„Ich weiß, dass dir das ungewöhnlich vorkommt, Alexis. Aber man muss kein Priester sein, um das Wort Gottes zu verstehen. Es steht jedem Menschen offen. Gott kann auf vielerlei Weise zu uns sprechen, aber ganz unmissverständlich tut er das in den Schriften. In der frühen Christenheit beschäftigten sich alle Christen mit dem Wort Gottes. Wenige hatten das geschriebene Wort in ihren Händen, aber es war nicht ungewöhnlich, weite Teile des Neuen Testaments auswendig zu kennen. Das kennt man in unserer heutigen Kultur gar nicht mehr so. Jedenfalls habe ich damals mit anderen Studenten im kleinen Kreis in der Bibel gelesen, und schrittweise fasste ich immer mehr Vertrauen zu diesem Buch und zu diesem Jesus. Plötzlich war alles so konkret, so greifbar. Was ich bis zu diesem Zeitpunkt nur als Geschichten angesehen hatte, wurde zu einem wichtigen Teil meines Lebens. So gut wie täglich las ich nun, ließ mich von Gott ermutigen oder auch zurechtweisen. Und redete mit Gott, im Gebet.“

Christos machte eine Pause, denn Alexis hatte schon eine Weile nichts gesagt. Er hatte Angst, er würde ihn überfordern mit all den Dingen, die neu und ungewohnt für ihn waren.

„Und? Hast du sie auch bekommen, diese Freude, die einem niemand wegnehmen kann?“, kam Alexis nun wieder auf dieses zentrale Thema zurück.

Christos hielt einen Moment inne, blinzelte nachdenklich mit den Augen und meinte dann: „Ja, ich denke, ich übertreibe nicht, wenn ich sage, dass ich diese Freude bekommen habe. Auch wenn es in jedem Leben auch dunkle Momente gibt, durch Krankheit, Tod oder Trennung, so habe ich doch eine tiefe Freude erfahren, die mich durch alle Schwierigkeiten hindurch begleitet.“ Er wischte sich über den Kopf, vermutlich um zu sehen, ob seine Wunden noch bluteten. „Das Schlimmste, das Menschen dir antun können, ist, dass sie dich töten. Aber was passiert mit einem Menschen, der zu Christus gehört, wenn er stirbt?“

„Er geht in den Himmel?“, riet Alexis mit gerunzelter Stirn.

„Direkt in den Himmel.“, bestätigte Christos und zeigte mit der rechten Hand nach oben. „Als Jesus am Kreuz hing, da sagte er etwas sehr Schönes zu dem einen Verbrecher, der ihn gebeten hatte, an ihn zu denken, wenn er in sein Reich käme. Er sagte: Heute wirst du mit mir im Paradiese sein.“

„Einfach so? Das ist faszinierend. Wo er doch ein Verbrecher war. Er hatte wahrscheinlich nicht viel Gutes vorzuweisen?“, konstatierte Alexis.

„Völlig richtig!“, bestätigte Christos.

„Aber da wir nun schon vom Himmelreich sprechen, wie ist es dann für mich? Ich bin zum Beispiel kein Verbrecher. Ich habe mich bemüht Gutes zu tun. Kann ich dann auch direkt nach meinem Tod, praktisch noch am gleichen Tag, im Paradies bei Gott sein?“, interessierte sich Alexis.

„Ja, das ist möglich, allerdings brauchst du als guter Mensch genauso Vergebung von deinen Sünden, wie ein schlechter Mensch. Da Gott heilig ist, sind alle Menschen Sünder und werden seinem Maßstab nicht gerecht. Die Unterschiede zwischen den Sünden der Menschen schauen aus der Perspektive eines heiligen Gottes nicht so verschieden aus, wie aus der menschlichen Perspektive. Das ist sozusagen die schlechte Nachricht an der guten Nachricht. Sie schmeichelt dem Menschen nicht. Der Mensch kann sich nichts verdienen. Sich zu rühmen ist ausgeschlossen.“, erläuterte Christos.

„Wieso habe ich das noch nie gehört? Ich meine, wenn du das so erklärst, dann hört sich das absolut einleuchtend an. Ich dachte, es geht einfach nur darum, sich um ein möglichst gutes Leben zu bemühen.“, wunderte sich nun Alexis.

„Leider sind die Menschen oft zu beschäftigt oder zu stolz, um sich anzuhören, dass sie vor einem heiligen Gott Vergebung brauchen. Das ist es, was als

Buße bezeichnet wird. Das heißt nicht, dass ich auf meinen Knien herumrutschen muss, um etwas abzubüßen, sondern dass ich vor Gott eingestehe, dass ich nichts vorzuweisen habe, sondern seine Vergebung bitter nötig habe. Deswegen auch der Tod am Kreuz.“, führte Christos aus. Mittlerweile war es bereits weit nach Mitternacht, als die beiden Männer all diese Dinge besprachen. Aber je weiter die Zeit fortschritt, umso intensiver wurde das Gespräch und all die Anspannung des Tages war von ihnen gewichen.

„Kannst du mir das mit dem Kreuz nochmal genau erklären? Du hast vorhin irgendwas erwähnt mit Stellvertretung, das habe ich nicht ganz verstanden. Ich wollte dich aber zuerst nicht unterbrechen.“, gab Alexis nun offen zu.

„Ja, das will ich dir gerne erklären. Die Sache mit dem Kreuz ist nämlich der Kern der ganzen Sache. Nicht umsonst ist es das wichtigste christliche Symbol. Warum also starb Jesus wie ein Verbrecher am Kreuz? Gott wurde Mensch in seinem Sohn. Das heißt also, wir sehen schon, wie sehr Gott bereit war, sich für den Menschen nach unten zu begeben. Stell dir vor, wenn du nach Golgatha hinausgehst, da ist überhaupt nichts mehr schön oder gut. Da wird nur mehr gestorben, und das auf grausamste Art und Weise. Bemerkenswert ist auch, dass Jesus in seinem Leben keine einzige Sünde getan hatte. Stell dir das mal vor, ein Leben ohne einen Makel! Nachdem die Bibel uns auch sagt, dass Tod und Leiden und Krankheit von der Sünde des Menschen verursacht wurde, ist es auch klar, dass Jesus der erste Mensch war, der nicht hätte sterben müssen, weil er ohne Sünde war. Deswegen konnte er sein Leben freiwillig hergeben. Soweit alles klar?“, fragte Christos, um sicherzustellen, dass er Alexis im Gespräch nicht verloren hatte.

„Äh ja, soweit ist alles klar. Das ist ziemlich viel auf einmal, aber bis jetzt habe ich dich verstanden.“, nickte Alexis und war gerade dabei, all das Gehörte zu verdauen. „Wir Menschen sind Sünder und steuern deswegen dem Tod entgegen. Jesus war ohne Sünde und könnte heute noch leben. Irgendwo habe ich das schon mal gehört.“

„Ja, das ist exakt das, was ich sagen wollte.“, führte Christos weiter aus. „Wenn man sich die historische Situation seiner Hinrichtung ansieht, dann bemerkt man, dass selbst sein Richter, also Pilatus, dreimal festgestellt hatte, dass Jesus unschuldig war. Aus der Sicht Gottes könnte man es so sehen: Entweder Gott ist gerecht, dann stellt er einfach fest, dass kein sündiger Mensch vor einem heiligen Gott bestehen kann. Dann wird kein einziger Mensch errettet. Oder Gott ist gnädig, dann sieht er über die Schuld hinweg, vergibt dem Menschen, wo aber bleibt dann seine Gerechtigkeit, wenn der Mensch einfach begnadigt wird?“

„Ja, das stimmt. Sobald jemand begnadigt wird, ist das zwar schön für den Einzelnen, aber es hat schon auch etwas Ungerechtes an sich, wenn jemand ohne Strafe davonkommt.“ Alexis war den Ausführungen konzentriert gefolgt.

„Darum hat sich Gott für einen anderen Weg entschieden, um Frieden und Vergebung für den Menschen zu schaffen.“ Christos sah im Halbdunkeln zu seinem neuen Freund Alexis, er konnte gerade einmal das Weiße in seinen Augen ausmachen. Alexis sagte nichts, er hörte still zu.

„Es entspricht zutiefst dem Wesen Gottes, gerecht und gütig zugleich zu sein. Darum hat Gott sich die Strafe selbst aufgeladen. Das ist der springende Punkt. Verstehst du, am Kreuz hat Jesus die Strafe für die Sünde erlitten – den Tod. Aber es war nicht seine eigene Sünde, weil er ja ohne Sünde war. Es waren unsere Sünden, die er dort trug. Es war der Tod, der eigentlich uns gegolten hätte. Deswegen spricht man auch vom stellvertretenden Tod. Und weil er gestorben ist, deswegen haben wir nun das Leben, so einfach ist das.“, erklärte Christos.

Alexis hatte sein Haupt gesenkt, er ließ sich das Gehörte durch den Kopf gehen und wusste zuerst einmal nicht, wie das alles jetzt in sein Leben passte.

„Alexis, ich weiß, das hört sich alles sehr extrem an“, durchbrach Christos schließlich die Stille, „aber wenn man über das Kreuz nachdenkt, sieht man, wie sehr Gott die Menschen liebt.“

„Ja, das kann man wohl sagen. Da gehört schon sehr viel Mut und sehr viel Liebe dazu, wenn man so ein Martyrium freiwillig auf sich nimmt.“, pflichtete Alexis bei.

„Es ist schon interessant, wenn wir Mühen auf uns nehmen, dann ist es oft so, dass wir jemandem unsere Liebe zeigen wollen.“, erläuterte Christos. „Denk nur mal daran, was du alles für deine Frau getan hast, als du sie kennengelernt hast.“

„Ich nahm lange Strecken in Kauf, um bei ihr zu sein, wenn auch nur für ein paar Stunden. Ich habe vier Wochen als Kellner gearbeitet, nur um ihr einen Ring schenken zu können. Tatsächlich, Mühe und Liebe haben etwas miteinander zu tun.“, wurde es Alexis bewusst. „Ich verstehe schon, worauf du hinaus willst, Christos. Gott hat so viele Mühen auf sich genommen, um dem Menschen seine Liebe zu zeigen. Er wurde Mensch, was mit Krippe und Flucht nach Ägypten tatsächlich gleich mal sehr beschwerlich angefangen hat.“

„Schau her, du kennst dich ja auch in der Bibel aus!“ lobte Christos. „Und schließlich zeigte er seine Liebe, indem er sogar vor dem Kreuzestod nicht zurückschreckte. Obwohl Jesus keineswegs leidensverliebt war. Er hatte nämlich auch einen starken inneren Kampf, als er im Garten Gethsemane war.“

„Ach Christos, warum sind wir uns nicht schon früher begegnet?“, seufzte Alexis, der es völlig ernst meinte. „Du könntest mir wochenlang von deinem Jesus erzählen.“

„Das freut mich, dass du das so siehst!“, gab sich Christos erleichtert. „Ich hatte schon Angst, ich würde dir zur Last fallen mit meinem Palaver.“

Die beiden Männer unterhielten sich noch eine Zeit lang. Schließlich beteten sie gemeinsam, denn Alexis wollte es festmachen, dass er ein Kind Gottes ist. Es war wirklich erstaunlich, wie in diesem dunklen Verlies mit einer mehr als tristen Aussicht plötzlich Hoffnung aufkeimte.

Christos war wieder einmal eingenickt, als Alexis fragte: „Bei jeder Sache, die wir tun, kann man doch immer die Frage nach dem Motiv stellen, warum wir etwas tun. Naja, und ich frage mich, ob ich das richtige Motiv habe, mich für Gott zu entscheiden und seine Vergebung. Oder was meinst du? Könnte es das falsche Motiv sein, dass man sich Gott nur zuwendet, weil einem das Lebensende droht?“

Christos dachte eine Zeit lang nach, brummte ein wenig vor sich hin und meinte schließlich: „Also ich denke nicht, dass dein nahendes Lebensende das Motiv war. Diese Situation hat dir nur die Dringlichkeit klar gemacht, dass du eine Entscheidung fällen musst. Aber die Dringlichkeit war nicht das Motiv, weißt du, was ich meine?“

Jetzt musste Alexis noch einmal das Gesagte verdauen. „Ja, da hast du recht. Das ist hilfreich, was du gesagt hast.“, lenkte er schließlich ein. Alexis bewunderte insgeheim diesen Mann, mit seinem klaren Verstand und seinen treffenden Argumenten.

EIN JÄHES ENDE

Alexis und Christos wurden aus ihrem Schlaf gerissen, als sich jemand an der schweren Holztür zu schaffen machte. Die beiden hatten noch kaum ihre Augen geöffnet, als sich bereits drei Männer in ihren Kerker zwängten. Zwei hatten ihre Gewehre im Anschlag, und der dritte kam auf die Gefangenen zu.

„Wer von euch beiden ist Alexis Tsakas?“, bellte er. Alexis erkannte keinen der Männer, aber er begann sich zu erheben, was die Partisanen nervös machte.

„Ich bin es!“ antwortete Alexis mit klarer Stimme.

Der Jüngere ohne Flinte begann, Alexis umzudrehen und fesselte seine Hände hinter dem Rücken mit einer Reepschnur. Man hatte den Eindruck, er versuchte möglichst grob mit dem Delinquenten umzugehen, um Eindruck bei seinen Kollegen zu schinden.

„Los, bring ihn raus!“, krächzte der Ältere mit dem Gewehr. Er hatte eine Ausdünstung in das Verlies gebracht, als hätte er die ganze Nacht

Zigaretten gequalmt.

Alexis hatte keine Gelegenheit, sich von seinem Freund Christos zu verabschieden.

„Wir sehen uns!“, sagte Christos und riss seine Augen weit auf, als Alexis abgeführt wurde.

„Ja, wir sehen uns, in einer besseren Welt!“, antwortete Alexis und warf einen letzten Blick zurück, als er die Tür passierte.

Alexis wurde den Gang entlang und die Wendeltreppe hinaufgeführt, als es gleichzeitig heller und wärmer wurde. Er musste seine Augen ordentlich zusammenkneifen, denn die Sonne war gerade dabei aufzugehen und das Licht war für ihn ungewohnt stark.

Im Hof des Klosters erkannte er Makis, den Kommandanten, sofort wieder. Er stand breitbeinig in der Mitte des Hofes und schien seine Machtposition zu genießen. Gerade hatte er sich eine Zigarette angezündet, so als wäre es völlig normal, eine Exekution zu leiten.

Die drei Freischärler brachten Alexis vor die große Mauer im Hof und postierten ihn dort. Die Männer stellten sich seitlich von ihm auf, einer hielt eine Augenbinde in seinen Händen.

„Alexis Tsakas, du wurdest verurteilt der

Anmaßung wegen, zudem der Korruption, der Ausbeutung und der Hehlerei. Das Urteil lautet „Tod durch Erschießen". Hast du dazu etwas zu sagen?", verkündete der Kommandant mit kräftiger Stimme. Der Schall hallte zwischen den Klostermauern wider.

Alexis überlegte und sagte dann in knapper Form: „Ich wünschte, ihr alle würdet auch neues Leben empfangen, das vom Herrn kommt."

Makis war etwas verunsichert durch diese Äußerung, versuchte aber, sich nichts anmerken zu lassen. Er war plötzlich an seine Mutter erinnert, die auch immer wieder vom Herrn gesprochen hatte. Er schluckte kurz und bemühte sich, seine Fassung zu wahren.

„Der Verurteilte ist bei klarem Verstand. Das Urteil wird jetzt vollstreckt.", gab Makis mit den Worten bekannt, die er schon etliche Male ausgesprochen hatte.

Sofort begann der eine, Alexis die Augenbinde um seinen Kopf zu wickeln. Er zurrte das Tuch fest. Alexis schien ruhig während der ganzen Prozedur.

Dann gingen die drei einige Schritte zur Seite und dann einige Schritte nach vorne. Nun holte sich auch der dritte einen Schießbolzen und die Männer stellten sich in einiger Entfernung auf.

„Der Sieg wird unser sein!", gellte nun Makis

unversehens.

„Bereit", begann er das Kommando und hob seine rechte Hand in die Höhe.

Die drei Kämpfer repetierten ihre Gewehre.

„Legt an", fuhr er fort und streckte seinen Arm nach vorne.

Sie zielten auf Alexis' Brustkorb.

„Feuer!", stieß Makis schließlich hervor, als er seine Hand nach unten warf. Sofort schlugen drei Kugeln in Alexis´ Brust, während der Schall krachend zwischen den Wänden des Hofes widerhallte.

Auf der Stelle sackte der Körper von Alexis leblos zusammen. Blut bahnte sich seinen Weg durch das Hemd und rann auf den sandigen Boden.

Alexis schien eindeutig tot zu sein. Also legte einer der Männer seinen Schießprügel zur Seite und näherte sich dem Dahingeschiedenen.

„Der Mann ist tot!", verkündete er den anwesenden Zeugen der Hinrichtung. „Ich bin zwar kein Mediziner, aber er atmet nicht mehr", ließ er die Umstehenden wissen.

Makis warf energisch seine Kippe zur Seite und verließ schnellen Schrittes den Hof. „Fotis, mach die Eintragung", befahl er dem Schreiber, als er davonhastete. Diese Hinrichtung hatte ihn nicht kalt gelassen. Es waren Zweifel bei ihm aufgekommen, ob das Vorgehen ihrer Armee richtig gewesen war. Was war denn nun tatsächlich die Schuld dieses Arztes?

Makis grübelte, was mit der Leiche des Arztes zu tun wäre. „Costas, was machen wir mit der Leiche?“, fragte er einen der Männer.

„Was sollen wir schon machen, vergraben wie die anderen auch, unten im Tal“, kam es da zurück.

„Aber nein, ich habe mir überlegt, dass das keine gute Idee ist“, wandte nun der Kommandant ein.

„Wieso, was sollen wir denn sonst machen?“, entgegnete der Soldat, der nicht besonders schlau war.

„Du bist wohl einer unserer größten Hohlköpfe, was frage ich dich denn eigentlich?“, wunderte sich Makis über sich selbst. „Also nein, ich finde, wir sollten der Familie die Leiche zurückgeben. Aus Respekt. Es ist ohnehin schon schwierig genug, einen jungen Mann zu verlieren, sollen sie doch wenigstens Gewissheit haben, dass er tot ist“, fuhr Makis fort.

„Aber wie soll denn das gehen, zurückgeben?“, entgegnete nun wieder Costas.

„Na, mit seinem Pferd natürlich! Ihr braucht nur die Leiche auf dem Pferd aus dem Pigadakia-Tal hinausführen, den restlichen Weg nach Katominio findet das Pferd selbst. Es ist eine sehr erfahrene Stute. Die kennt alle Wege hier in der Gegend. Für das Pferd ist es ein Leichtes, wieder nach Hause zu finden“, gab sich Makis von der menschlichen Seite.

„Aber dann können wir das Pferd nicht als Beute haben, sondern verlieren es wieder“, kratzte sich Costas am Kopf.

„Denk doch mal nach, Blödmann, wenn man ein Pferd hat, dann muss man es auch durchfüttern. Und wir haben derzeit nicht besonders viele Vorräte. Wir sind knapp und müssen ökonomisch denken. Verstehst du das, du Einfaltspinsel?“, behandelte Makis den jungen Kerl von oben herab.

„Na, wenn du meinst, dann machen wir das so“, murmelte der Nachwuchspartisane und machte sich auf den Weg.

„Aber wichtig ist, dass ihr den Leichnam mit dem Bauch auf den Sattel legt und gut mit Seilen fixiert, er darf nicht herunterfallen. Anatoli kann dir zeigen wie das geht“, rief ihm Makis nach.

„Fotis, du kümmerst dich darum, dass der Lehrer freigelassen wird. Ich denke, wir haben ihn genug eingeschüchtert!“, ordnete Makis genüsslich an.

„Thanassis, hast du das bemerkt, das mit dem Arzt?“, fragte Makis nun in Richtung des älteren Kämpfers, der sich auch ab und zu Gedanken über die Dinge machte, die täglich passierten.

„Ja, das war wirklich ungewöhnlich. Erstaunlich war schon einmal, dass sie ihn leicht hergebracht haben. Ich dachte, er wird gar nicht mitgehen und hatte eher erwartet, dass sie ihm eins über die Rübe geben müssen“, musste er lachen. „Aber er hatte ein hohes Berufsethos“, wurde Thanassis wieder ernst, „er wurde als Arzt gebeten zu helfen, also war er bereit dazu, auch wenn das hieß in die Höhle des Löwen zu gehen. Ohne Wenn und Aber.“, staunte Thanassis über den Getöteten.

„Tatsächlich, er war praktisch freiwillig mitgegangen, obwohl er in Betracht ziehen musste, dass es seinen Tod bedeuten konnte. Es war fast so, als hätte er sein Leben freiwillig hergegeben“, wunderte sich auch Makis.

„Und dann auch diese letzten Worte“, ergänzte er. „Ich habe schon immer die letzten Worte von berühmten Menschen studiert und weiß, dass sich ein Mensch offenbart, in dem was er kurz vor dem Sterben sagt. Und was hat er gesagt? Er hat uns etwas gewünscht! Dass wir neues Leben haben sollen. Von Gott. Er hat uns nicht verwunschen, sondern hat uns Gutes gewünscht. Das war schon sehr ungewöhnlich. Dieser Mensch war etwas Besonderes.“ Makis sah eine leere Blechbüchse auf dem Hof herumliegen, schoss sie mit seinem Fuß weg, so als wäre sie ein Fußball. Eine kleine Staubwolke entstand, dann hörte man die blechernen Geräusche über den Hof hallen.

„Jedenfalls ist es bei uns auch so, dass wir uns völlig für unsere Sache einsetzen und auch bereit sind, für das griechische Volk in den Tod zu gehen", sagte Thanassis mit stolzgeschwellter Brust.

„Ja, das stimmt", pflichtete Makis bei, „aber wenn es doch einen Gott da oben geben sollte - riesengroßes Wenn - dann sind wir ziemlich angeschissen."

Makis hatte sich in der Truppe ausgezeichnet als einer, der Dinge analysieren und die notwendigen Schlüsse ziehen konnte. Auch wenn sie unbequem waren.

WEG NACH HAUSE

Die Stute von Alexis erreichte noch am selben Tag das heimatliche Dorf. Das Entsetzen über die grausame Entdeckung war unbeschreiblich, als das Pferd mit Alexis´ Leiche vor dem Haus in Katominio anhielt und ruhig dastand. Zoe heulte und wehklagte, als sie entdeckte, dass es sich tatsächlich um ihren Ehemann und den Vater ihrer Kinder handelte. Sie bat einen Nachbarn, die Schnüre zu durchtrennen, um den leblosen Körper im Haus aufbahren zu können. Sie selbst hätte nicht die Kraft dazu gehabt. Auch die Tante eilte zu Hilfe, alle waren fassungslos über die schlagartige Hiobsbotschaft - der Verlust des allseits geliebten Mannes. Auch die Kinder weinten, obwohl sie nicht so recht verstanden, was da vor sich ging.

Instinktiv wusste jeder sofort, dass es sich hierbei um das Werk der Rebellen handeln musste. Allerdings blieb die Frage nach dem Warum für Jahrzehnte bestehen. Keiner hatte eine plausible Erklärung für diesen unsinnigen Tod eines hilfsbereiten Menschen, der sich Tag und Nacht für andere eingesetzt hatte.

Zoe blieb ihr ganzes Leben lang ein gebrochener Mensch, ihr Herz schien nie ganz zu heilen, sie heiratete auch nicht wieder. Sie sagte immer, sie wolle es den Kindern nicht antun, einen Stiefvater zu haben.

Die kleine Elena wanderte später nach Amerika aus und heiratete an der Ostküste einen Banker. Sie bekam zwei Kinder, die allerdings ihr Leben lang kaum Griechisch sprachen. Ihr Wohnsitz wurde Philadelphia, wo es viele Griechen gab, und es vergingen jeweils viele Jahre, bis sie als Familie Griechenland besuchten.

Angelos trat in die Fußstapfen seines Vaters und begann mit neunzehn Jahren in Athen Medizin zu studieren. Er fand später eine Stelle als Chirurg in einer Klinik in Thessaloniki, hatte aber nie den Mut zu heiraten. Er blieb sein Leben lang Junggeselle. Seine Schwester wünschte sich sehnlich, er solle doch auch in die Neue Welt emigrieren, aber die Liebe zu seiner Heimat war zu stark, als dass er ihr den Rücken hätte kehren können.

Für alle Verwandten aus der Familie Tsakas war dieser Mord an Alexis das Ereignis, das sie alle für Jahrzehnte prägte. Eigentlich gab es nur ein wichtiges Thema unter den Angehörigen. Der sinnlose Tod von Alexis.

ÜBER DEN AUTOR

Christian Zuchna hat in Innsbruck Medizin studiert und arbeitet in Salzburg als Gynäkologe und Geburtshelfer. Daneben lehrt er auch an einer Fachhochschule und bildet dort Hebammen aus.

Bereits als Zehnjähriger kam er im Urlaub nach Griechenland und musste als Kind mit seinen Eltern plötzlich das Land verlassen, da die Zypernkrise begonnen hatte. Schon damals nahm er die Unruhe dieses Landes wahr und kam noch viele Male, weil ihn Land und Leute faszinierten. Intensiv beschäftigte er sich mit den Wirren des Zweiten Weltkriegs, insbesondere ihren Auswirkungen am Peloponnes, den er wiederholt bereiste und dabei an diesem Buch schrieb.

Christian Zuchna ist verheiratet und hat vier Kinder.

Printed in Poland
by Amazon Fulfillment
Poland Sp. z o.o., Wrocław

74440276R00122